安樂感的奇蹟
靈性覺察大療癒

透過覺察振動療法，
療癒身體病痛、負面情緒，
改善生活阻礙、擁抱美好人生！

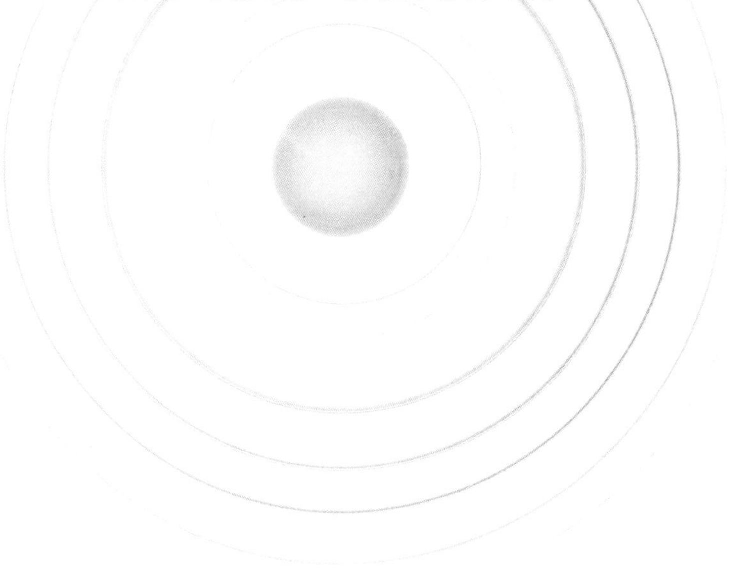

The Secret of Quantum Living

法蘭克・金斯洛（Frank J. Kinslow）／著
張家瑞／譯

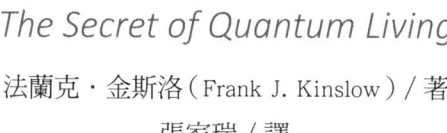

健康smile 115

安樂感的奇蹟・靈性覺察大療癒

透過覺察振動療法，療癒身體病痛、負面情緒，改善生活阻礙、擁抱美好人生！

The Secret of Quantum Living

原書作者　法蘭克・金斯洛（Frank J. Kinslow）
譯　　者　張家瑞
特約編輯　洪禎璐
封面設計　林淑慧
主　　編　劉信宏
總 編 輯　林許文二

出　　版　柿子文化事業有限公司
地　　址　11677臺北市羅斯福路五段158號2樓
業務專線　（02）89314903#15
讀者專線　（02）89314903#9
傳　　真　（02）29319207
郵撥帳號　19822651柿子文化事業有限公司
投稿信箱　editor@persimmonbooks.com.tw
服務信箱　service@persimmonbooks.com.tw

業務行政　鄭淑娟、陳顯中

首版一刷　2025年7月
定　　價　新臺幣480元
I S B N　978-626-7613-42-9

～柿子在秋天火紅 文化在書中成熟～

國家圖書館出版品預行編目（CIP）資料

安樂感的奇蹟・靈性覺察大療癒：透過覺察振動療法，療癒身體病痛、負面情緒，改善生活阻礙、擁抱美好人生！／法蘭克・金斯洛（Frank J. Kinslow）著；張家瑞譯. -- 初版. -- 臺北市：柿子文化事業有限公司, 2025.7
面；　公分. --（健康smile；115）
譯自：The secret of quantum living.
ISBN 978-626-7613-42-9（平裝）
1.CST: 能量　2.CST: 另類療法
418.995　　114003993

60秒看新世界

推薦序

這是一本融合東方神祕學、玄學、科學和宗教的究竟了義之書！任何對身心靈療癒感興趣的人，或單純的靈性追求者，都應該可以從此書闡明的基本奧義中，找到目前自己修行或生活處境的定位，並回答幾乎一切可被頭腦創造的問題……

隨著本書的節奏，能讓我們平凡人簡單體悟到純粹覺察的寧靜與輕安，塵世間一切引發主觀意識形態、對立、不和諧的神祇也將會一一退位，而分歧的哲學與科學觀點亦將消弭邊際，獲得統合的見地。自性覺察毋須摧毀自我，而是將自我擴展至無限，從至高視角透見一切虛妄的恐懼與苦難。

所有偉大的療癒師皆從純粹覺察的「靜謐」中汲取力量，而綜觀目前的許多「療法」，其所展現的療癒「技術」或動態的「能量」，其實都未曾帶來真正療癒！

療癒本身是一種安樂感伴隨的存在狀態，而非透過能量流動或任何醫療技術去「達成」的目標；越試圖努力，越想控制過程或追求結果，反而會將療癒從自我推開。

所以，不是人也不是醫藥在進行療癒，而是超越時空物質的純然覺知在恢復識心妄心所製造的亂度！

放下塵勞，讓我們一同輕鬆閱覽此書，在生活中體驗層出不窮的狂喜，也一起「回歸本源的家」。

——張文韜／中華生命電磁科學學會理事

繼上次受柿子文化邀請為法蘭克・金斯洛的《靈性療癒的秘密，覺察振動療法》一書的繁體中文版寫推薦序後，這次很榮幸再受邀為續作《安樂感的奇蹟・靈性覺察大療癒》寫推薦序。

以我讀後的心得，作者以「意識」在量子力學的論點上，獲得它存在的真實性為核心，分三大主要部分來帶領讀者。

1.**覺察的好處**：覺察。作者提到一個詞為「無物」，跟老子及宇宙論說的宇宙初始前為「混沌」一樣，具備了建構物質宇宙的所有基本元素。並且指出覺察是一種減法，少欲，就能在心中獲得「安樂感」，也就是我們常說的「平靜」。

2.**覺察的練習法**：我非常贊同作者這個觀點，「問題不在於外在的世界，也不在於你的問題本身，無法體悟到純粹覺察，才是問題。」

作者分享了許多可以操練的覺察練習法之外，還有應用法給讀者。

3. 覺察振動療法實務操作練習：「不要干涉，只要觀察」，這是作者提醒練習時要注意的，這一點我很有同感，也非常贊同，因為我在建立《量子轉念引導技術》的時候，便要求使用它的引導者，對於個案回溯潛意識印記的敘事，不能以自己先入為主的眼光作為向個案引導問句的依據，只有觀察的態度。

整本書易讀，方法易上手，是很實用的書籍，很推薦入手閱讀。

——陳嘉堡／「量子轉念引導技術系統課程」創辦人

這麼多年來，市面上關於覺察與揚升的書籍及課程，還有一些各式各樣的靈界訊息和外星訊息的書籍與視頻非常多，搞得不少人問我：「呂教授，你相信這些嗎？請告訴我們，要如何看待這麼多的前所未有的東西？」

是的，相信一定會有很多人迷茫過，到底要相信哪一個？我都這樣回答大家：「把所有訊息當作一個消息就好，看一看就放下，不用驚為天人的去信仰崇拜，也不用排斥，重要的是自己從那些訊息中看到什麼有意義的？」

想想，佛陀不是早就說過「佛在心中」，本書也說「我們原本就是完整的」，是的，沒有錯，人人原本都是完整、是心物合一、是天人合一的。只是十七世紀西方哲學家笛卡爾的心物二元論，把心與物分開，造就了三百年來的科技成就，卻讓人類精神面沉淪。

所以，「覺察」就是回歸自己，書中提到「無物」（nothing），就是數千年來東方的「空、道、无」的思想。書中「覺察振動療法練習」的核心理念就是東方傳統的靜坐，重點就是「覺察」，邁向「定、靜、安、慮、得」的境界。

所以，大家要培養自己進入有意識的覺察心，進入振動覺察的生活。這本書寫得非常詳細，非常可貴，大家仔細閱讀，用心去練習，相信「覺察」到來那一天，你就開悟了。

我個人認為第十九章「兒童的靈性覺察」非常重要，因為現在出生的靛藍小孩（Indigo children）非常多，但是傳統教育完全沒有這一塊，導致父母、老師、醫生都不了解他們，更把他們貼上自閉症、過動兒等負面標籤，要他們吃藥，實在害慘了這些小孩。事實上，他們都是宇宙中的天才靈魂來地球誕生的，能覺察的父母、老師要教孩子們做覺察振動療法，引導孩子認識他們的快樂天地，讓他們綻放出神聖的光芒。阿彌陀佛！阿門！

——**呂應鐘**／國際華人超心理學會理事長

自序

我在二〇〇七年研發了「覺察振動療法」（Quantum entrainment），這是一種獨特的自我探索技術，藉著將所有創造物（無論是物質還是精神上的）簡化為最基本的元素——純粹覺察——來避免內在修行的許多陷阱。剛開始，我專注於人類僅需稍微改變覺察便能夠做到的驚人療癒效果（但少有實例證明），然後撰寫了《靈性療癒的祕密．覺察振動療法》（柿子文化出版），讓任何想用覺察振動療法去療癒的人都能夠學會。自從該書出版以來，世界各地的熱情讀者向我分享了無數令人驚歎的療癒故事，讓我深受感動。

我並不想讓這本書成為你所聽過的事物的改寫或延伸。我的目的是揭露一些極其重要的新觀念，以更廣泛、更深入的方式豐富你的生活。

剛開始，我不確定是否能透過書面的文字，將精煉的覺察振動療法的微妙之處傳達給你。然而，事實證明我的擔憂是多餘的，那些搶先閱讀本書並已實踐其中精煉技術的讀者所給予的初步回饋，遠遠超出了我的預期。

無論是經驗豐富的「覺察振動療法修習者」，還是對覺察振動療法完全陌生的人，在閱讀本書之後，都發現他們看待生活的方式產生了深切的轉變。他們感受到在自己的覺察中建立了一個更穩固的基礎，進而降低衝突、增進自信，也減少了不和諧、獲得更多的平靜，更減少了對掌控的需求，並更能領會生命的本來樣貌。簡而言之，這些人目睹了生活中的障礙逐漸消散，讓他們的內在本善——自性的光輝——得以顯現。

在接下來的內容中，你會看到如何應用覺察振動療法技術，來改善生活中極為重要的領域，像是財務困擾、愛生氣的毛病以及整體的負面情緒。覺察振動療法也可以改善你的人際關係、性生活，甚至是飲食、睡眠和運動習慣。

雖然本書也會談到療癒，但如果你有興趣學習覺察振動療法快速療癒的藝術與科學，那麼我的第一本書《靈性療癒的祕密．覺察振動療法》仍然是你的最佳資源與選擇。

本書分為兩個部分，最後還有附錄和詞彙表。

附錄A教你如何進行基本的覺察振動療法，即三角測量，這會為你打下良好的基礎，可做為學習精煉覺察振動療法的跳板。

附錄B列舉全球讀者的常見問題，當你開始將覺察振動療法整合到日常生活之後，這些資訊能提供真正的幫助。

附錄C則是自傳性的，描述覺察振動療法的研發過程。我通常不會寫自己的故事，除非這個故事能在某種程度上豐富讀者的閱歷。不過，由於我被問過這個問題太多次了，便決定把答覆寫在附錄中。

最後，我相信詞彙表也具有重大價值。雖然許多術語在日常生活中很常見，但很少明確定義其具體應用為何。因此，為了避免任何混淆，請花幾分鐘瀏覽這個部分，才能瞭解我在教學中使用之詞彙的明確定義。雖然我會在正文中嘗試解釋新詞彙，但強烈建議你經常參考詞彙表，直到完全掌握這些定義為止。

在第一部「啟動覺察振動療法」中，你會學到一系列簡單而有效的漸進式練習，最終就能掌握精煉的覺察振動療法。因此，我建議你在這個部分要從頭到尾地閱讀，不要跳過任何內容。

對於讀過《靈性療癒的祕密．覺察振動療法》的人來說，會對一些內容感到熟悉。這麼做具有兩個層面的價值：首先，這些內容對於新讀者來說是必要的，有助於他們輕鬆學習並有效地進行覺察振動療法；其次，對於已經在練習覺察振動療法的人來說，這是一次絕佳的複習。

這次複習能為那些有經驗的覺察振動療法修習者打下寶貴的基礎，使他們能夠學習精煉的覺察振動療法，也就是覺察振動療法本身的進一步提升。精煉的覺察振動療法能促進你的覺察超越既有限制，將覺察振動療法不著痕跡地融入到日常生活中。

第一部提供了關於覺察振動療法內在運作的新見解和解釋，這能拓展和激發有經驗的覺察振動療法修習者的思維。

對於第一次接觸這種簡單且成功觀念的讀者來說，我相信你會有一個非常愉快的體驗。在這一部分裡，你將探索「安樂感」的角色及其與純粹覺察的關係，也能學到通往幸福的內在和外在道路。而且，由於覺察振動療法能迅速引發更高階的意識狀態，我們將會討論到，當你的感知能力煉化到開悟時，應該注意哪些變化。

在第二部「進入覺察振動的生活」中，你會學到如何應用書中第一部的內容。現在，你將要檢驗精煉的覺察振動療法在實際生活中的價值。本部分提供了生活在純粹覺察中的基本要素，並給你一個令人振奮的機會，去發現你的「安樂感」如何從日常生活中的人、事、物中反映回來。你會發現，一旦在生活中應用覺察振動療法，平凡的生活將充滿對讚歎和寧靜的期待。

一想到這本書可能對你的生活以及整個世界產生的影響，我為此感到相當興奮。**覺察振動療法以一種獨特而有效的方式，開啟了你對內在自性的覺察**；透過開啟內在的自性覺察，你能回歸到童年的新奇視角，以充滿驚奇的眼光來欣賞圍繞在你身邊的平凡之美。

我們的世界一直像是處於靈魂的黑暗之中，我們不斷向外探索，尋求解決之道，而答案卻在另一個方向，亦即通往自性的光芒。

隨著這本書的開啟，黑暗中又點燃了一盞燭光。

CONTENTS

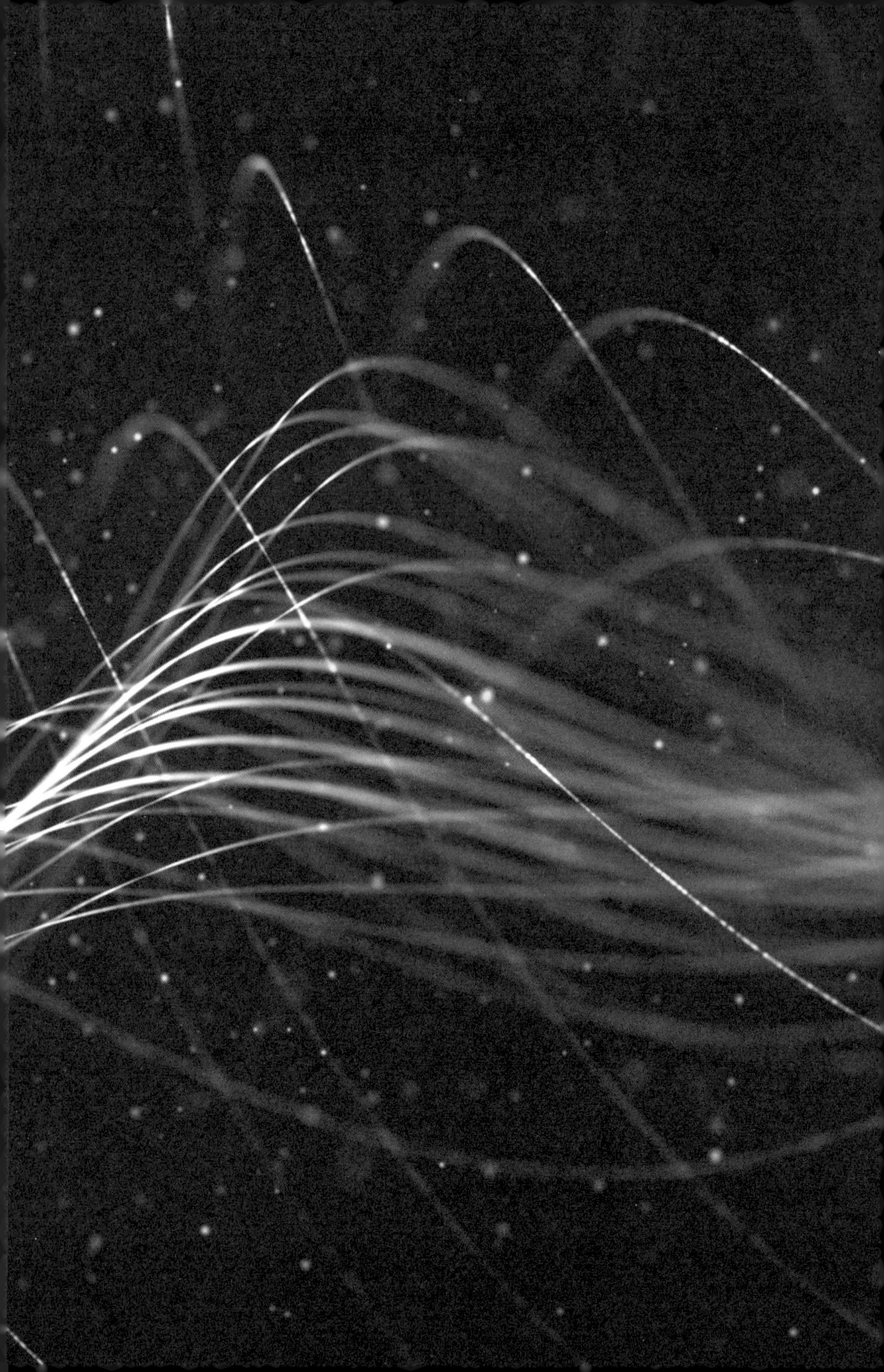

第一部

啟動覺察振動療法

第一章

奇蹟

奇蹟是在期待的氛圍下誕生的。

——愛德溫・路易斯・柯爾（Edwin Louis Cole），美國宗教家

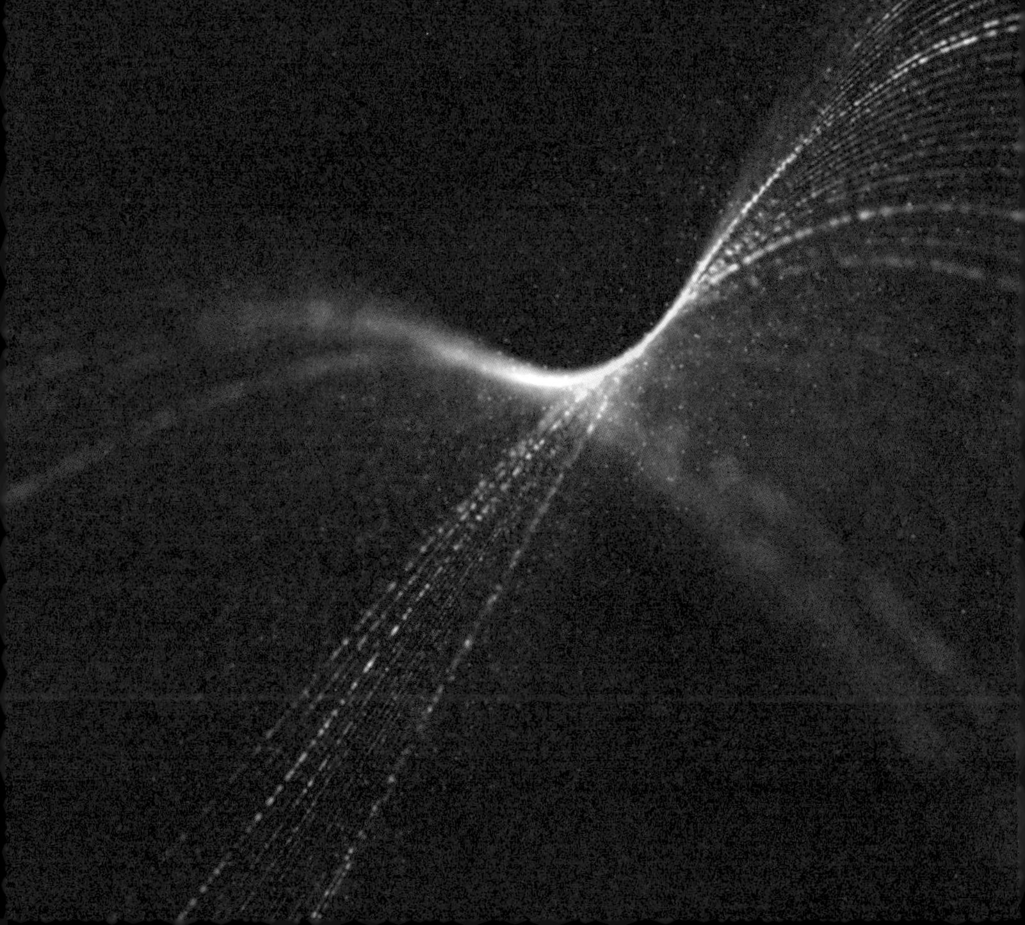

將你的食指指尖輕輕地放在額頭的正中央，現在，專注於那裡的感覺，你的指尖接觸額頭時的感覺如何？額頭接觸指尖時的感覺如何？你的指尖是溫暖的，還是冰涼的？皮膚感覺是乾燥的，還是油膩的？你的指尖上有脈動嗎？額頭有感覺到脈動嗎？安靜下來，專注地注意指尖與額頭接觸的感覺，持續三十秒。

現在，你的感覺如何？你的身體是否稍微感到放鬆？你的想法是否變得稍微平靜一些？你的想法變得更集中，不再那麼散亂，對嗎？

在你開始閱讀上一段之前，各種想法還在腦海中浮動。也許你在期待從這本書學到什麼，或想著你剛吃過或待會兒要吃的那一餐；也許你在回想之前和朋友的對話，或者考慮下週旅行需要做的準備。但在這個簡單的練習中，你的心智完全專注於當下，你的覺察是簡單而直接的，結果是，你的身體放鬆了，心智也變得更平靜。為什麼會這樣呢？為什麼一個小小的覺察轉變，就能對身心產生如此迅速且正面的影響？

我很高興你問了這個問題。請繼續跟著我，翻閱這本簡單卻有深度的書，你將學會如何運用覺察的力量來徹底改變生活。**你生活中的每個層面，包括健康、財務、愛情、工作和靈性追求，都會變得既有活力又充實，而你所需要做的就是學會如何去覺察。**順道一提，學習這個技巧或許是你所能做的最簡單的事情。

只要學會以正確的方式去覺察，你就能夠治癒身體上的不適，例如膝蓋扭傷、頭痛、消化不良和關節疼痛；平息情緒上的困擾，例如嫉妒、悲傷、焦慮和恐懼；並且掌控你的財務狀況、人際關係和性生活。這個技術甚至對你的寵物也有效！

我要教給你的這個技術，既簡單又科學，易於學習，而且效果立竿見影。它不需要你靜坐冥想，不需要你擺出不舒適的姿勢，也不用強迫你以任何方式調整呼吸。你不需要加入任何團體，也不必繳納會費；你甚至不需要相信它，它也能發揮作用——這超越了信仰的範疇。這就是覺察振動療法，它正在打開世界上所有人的心靈和心智，讓他們接觸到純粹覺察的和諧力量。

我引起你的注意了嗎？是否讓你放下了手中的火雞三明治，擦掉嘴角的美乃滋？很好！**「注意力」就是讓覺察振動療法發揮作用所需的一切**，就是這麼簡單。我會教你如何從想法紛雜、四處游移的心境中，轉向純粹覺察的平靜汪洋，讓你親身體驗擺脫心智紛擾與情緒狂亂的自由。正如《薄伽梵歌》（*Bhagavad Gita*）中所說：「僅需一點純粹覺察，就能使靈魂擺脫極大的恐懼。」古人的智慧就在你翻閱本書的指尖上。

我剛剛做了一些相當強烈的陳述，假如沒有十分有力的行動來支持我的話，我是不會這麼說的。現在，我已經說得夠多了，我希望你能親自體驗純粹覺察對你的身體所產生的驚人效果。仔細按照接下來的步驟，你會對自己已經能做到的事情感到驚奇——而這只是開端。

練習——手指增長

舉起你的手，手掌朝向自己，沿著手掌底部找到手腕上的一條水平線或皺褶。然後，在另一隻手上找到相同的水平皺褶。將兩隻手腕對齊，使這兩條皺褶完全重合。現在，小心地將你的手掌和手指對在一起，你的雙手應該像祈禱的姿勢一樣完美對齊。

觀察你的兩根中指對齊的樣子，它們若非長度相同，就是其中一根比另一根短。在這個練習中，你要選擇較短的那根手指，如果你兩根中指的長度相同，你可以任意選擇右手或左手的手指，隨你喜好。

將雙手分開，放在桌子上（如果你正好坐在桌前）或放在腿上，接著，仔細觀察並覺察你所選的那根中指，然後心想：「這根手指會變長。」不要移動手指，只需要高度專注於它，持續一分鐘即可。你不需要再告訴它要變長，一次就夠了。你只要提供它所需的東西來進行這個轉變，也就是你的專注覺察，而那根手指會在這一分鐘內得到你全部的注意力，就這麼簡單！

一分鐘過去後，你再次使用手腕上的皺褶來測量手指的長度，就像之前做的那樣，然後，你瞧——手指變長了！這真是太神奇了，就像一個小小的奇蹟。

然而，聖奧古斯丁（St. Augustine）曾教導：「奇蹟的發生並非違反自然法則，只是違背我們對自然的認知。」所以，習慣這一點吧！一旦「知道」了覺察的祕密，你每天都能製造出小小的奇蹟。

在手指增長練習中，你告訴自己想要發生什麼，對吧？你只有一個想法：「這根手指會變長」，然後它就發生了，你無需再做任何進一步的努力，無論是心理或身體上的。

你唯一添加的元素就是覺察，這就是你實現任何事情所需的一切。我知道這很難相信，但它千真萬確，而當你讀完這本書的時候，將會親自證明這一點。

覺察是一切原動力

覺察是我們所知、所見、所感的一切原動力；一旦我們意識到這一點，我們的生活將如同河流匯入無限可能的海洋般，進行得順暢無阻。

現在回想一下，在你發現自己手指變長的當下，你有什麼感覺？你感到驚訝嗎？你是否感到讚歎和驚奇？

奇蹟給我們的影響正是如此，對吧？它將我們從慣性的狀態中喚醒，那一刻，我們被打動、興奮和得到激勵。假如我們這一生都能夠活得像孩子那樣，以驚奇的眼光去探索世界，這不是很美妙嗎？

其實，我們是可以做到的。愛因斯坦（Albert Einstein）知道這個祕密，他就曾經說過：「過生活有兩種方式，一種是相信凡事沒有奇蹟，另一種是相信凡事皆為奇蹟。」

讓我再花一分鐘來談談這種驚奇的感覺，因為它是愛與生活的拼圖中非常重要的一片。這種讚歎或驚奇的感覺，就是我所稱的「安樂感」（Eufeeling，為euphoric feeling〔欣快的感受〕的縮寫），它證明了你已經潛入到純粹覺察的深水中，並且再次浮現時，已沐浴在再生與和諧的影響中。若你想學會不費力地掌控生活，它是很重要的一部分。安樂感總是令人愉悅，所以要開始習慣讓更多的平靜、愛與喜悅充滿你的生活。

稍後，我們會花更多時間來理解和體驗「安樂感」。只要按照本書中的簡單指示進行，你便能獲得足以改變家人、朋友，甚至陌生人之生活的工具與洞察力。在短短幾秒鐘內，你便可以深深地觸動他們，並且帶來永久的影響，而每一次這麼做的同時，你自己也會隨之改變。這一切必然如此。

這是我對你的承諾：學習覺察振動療法並按照本書的指示進行，你很快就會發現生活的各方面開始發生顯著的變化。

有些變化如你所料，但大多數會像意外的禮物那般到來，**你會不斷地得到驚喜，也會**

由於內在的平靜而感到安定；你生活中的一切如常，但也會在某種程度上變得更加友善與持久。

你的朋友也許會注意到你的變化，發現你更把握眼前、更願意付出。對你而言，任何問題——從前在生活中困擾你、糾纏你的那些波折起伏——如今都能打從心底接受，讓它們自在地來去而不帶任何抗拒。

內心的平靜不再是難以遇到的例外，而是常態。你的內在生活將變得明顯不同，即使從你的外表上看起來，除了肩膀更放鬆、步伐更輕鬆自信之外，可能沒什麼改變，不過，最明顯的是你眼中那一抹飛揚的神采。不久之後，你在回顧自己的生活時，會在心裡對自己說：「我就是那個奇蹟。」

第二章

如何變得快樂

譬如一炬之火，數千百人各以炬來分取，熟食除冥，此炬如故；福亦如之。

——佛陀，《佛說四十二章經》

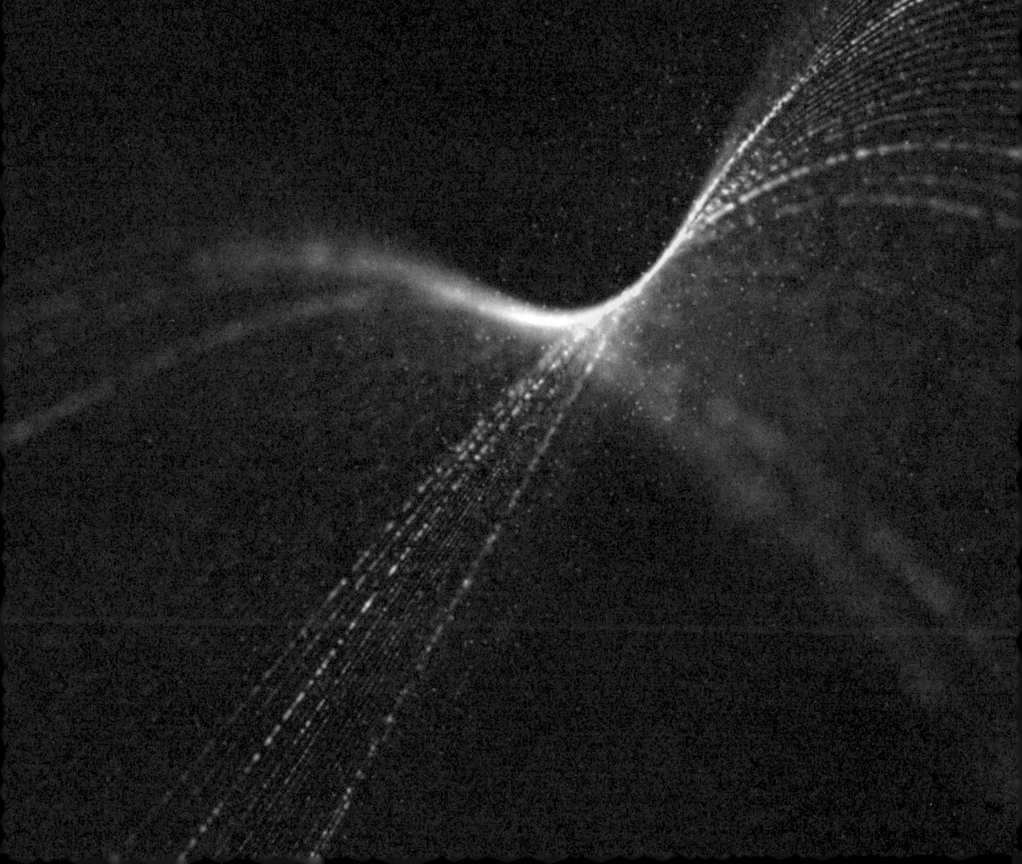

如果你問十個人「活在當下」是什麼意思，將會得到十個不同的答案，就像天氣一樣，大家都在談論，但似乎沒有人能真的做些什麼。也許是因為許多人甚至不確定「活在當下」究竟意味著什麼，或者它能為我們帶來什麼好處。

乍看之下，定義「當下」似乎是件簡單的事，但事實並非如此。你也許會說：「當下就是當下。」然後便沒了下文，而你會這麼說，已經算是聰明的。然而，稍微深入探討「什麼是當下」這個問題，便會發現一團理性卻難以掌控的亂麻，足以讓科學家和哲學家都感到困惑。

事實上，自從最古早的人類眼中首次閃現自性覺察的火花以來，對當下的覺察，以及據說它能揭示難以捉摸的內在平靜之追尋，就一直令世人迷惑不解。

我們的身體與心智是圍繞著短期壓力進化的，例如，意料之外的壞天氣、與鄰近部落的小規模衝突，或是偶爾為了躲避劍齒虎的攻擊而爬上一棵大樹。史前的狩獵採集者每週只要工作三、四天，就能提供生存所需的必需品，而在這些壓力事件之間的空檔，他們有許多閒暇時光可以和部落成員閒聊、在湖邊悠閒地散步，或是看著天空中的雲朵閒躺好一陣子。

如果要找一個詞來定義現代人的生活，那一定非「忙亂」莫屬。在歷史上，我們何曾如此傾向於不斷的活動？我們真的在把自己逼瘋。六、七十年的時間根本不足以讓我們的神經、骨骼和大腦，適應現代生活所帶來的大量活動和壓力；我們的身體與心智並未為二十一世紀生活的衝擊做好準備，它們原本是為了更平靜、更具沉思性的生活而設計的。

我們老祖先那份沉思的本性依然存在，已經透過遺傳而編寫在我們的每一個細胞中，耐心地等待被重新發現。那是一個始終存在但相當微弱的聲音，它努力呼喊著要抵抗日益加劇的現代瘋狂。

如果我們願意停下來聆聽，會聽到它靜靜地懇求：「放慢腳步！享受當下，讓這個世界從你身邊多流逝幾分鐘吧。」這個聲音不是迴盪在我們的過去中，也不是反映在我們對未來的希望與恐懼裡，而是在此時此刻響起，並且把我們再次帶回到當下。

我們常常覺得，如果把時間花在無所事事上，那就是浪費時間，但這個問題不在於時間的長短，而在於品質。內省以一種使心智及身體與外界和諧相處的方式，讓它們煥然一新，而花時間做白日夢或冥想，所獲得的全新能量與創造力，足以彌補所謂「失去的」時間且綽綽有餘。

日常活動是無法避免的，雖然避開世俗去冥想，確實會帶來益處，但我們忽略了一個更重要的真理：我們誤以為自己無法同時保持活動與平靜。事實上，**我們可以在外在活動的同時，亦保持內在的平靜**。沒錯，我們可以兩者兼得；由於人類的優點，我們可以在忙碌中恢復活力，也能在從事日常事務的同時，保持內心的祥和與平靜。

想像有個人躺在地上凝望星空。他已經躺了很久，他的心智如同宇宙般靜謐空曠，但這不是一個商人或工人的心態。這個人甚至不知道如何開門、用湯匙喝湯，或說出一聲禮貌的問候，然而，他處於完全覺察的狀態，並充滿了之前只屬於聖賢與偉大靈性導師的自信和平靜。

這個人早已在許多個世代前去世，他裹著獸皮，還有像他一樣的幾個同伴——他的氏族成員——為他哀悼。他沉思性的生活與當代人的生活形成了鮮明的對比，當代人的想法就像是一團扭動的蛇，而不像星星有條理地運行。現代人的神經元從早晨剛睡醒時就開始激烈放電，直到夜晚喘了最後一口氣，才能在睡眠的寧靜中好好放鬆自己，為明天新來的衝擊做好準備。

我們遠古的祖先基本上和我們一樣，從所有實際上的意義和目的來看，他就是我們。如果他今天在一個中產階級家庭中出生、成長，我認為你很難在他同時代的堂兄弟裡將他區分出來，但問題在於，塑造他大腦和直立身體的力量，與現代人所認識的完全不同，甚至毫不相干。我們的身體和心智是在「時間」這個概念尚未出現之前形成的，而今天卻受到古人從未接觸過的外來力量的影響，那些即使是近如一百年前的祖先，也不必面對污染、高壓工作、多任務處理的壓力、不斷上升的離婚率、長時間坐在電腦前，以及需要每天消化來自世界各地的負面新聞等各種壓力源。

說我們創造了一個忙碌的世界，已經是老生常談。我們被一種無止境的需求驅使，不斷去填補所有的空缺，而知識成為新的神明。我們認為，只要我們了解某件事物，就擁有它，並且能控制它；如果我們能控制一件事，就可以用它來進一步拓展知識並增強控制力，或者保護自己不受到傷害——無論是現實的或想像的。所以，我們的集體思維大致如此：如果我們增加對某件事的知識，就能增強對它的控制；如果我們增強了對某件事的控制，就可以利用它來獲得進一步的知識，或假若它對我們的安全和持續追求知識產生威脅，便去消除它。你是否看出了這種潛藏於我們思維深處的瘋狂呢？

我們應該問自己的問題，不是「我要怎麼獲得更多的控制權？」每個人都應該思考的最重要問題，應該是：「我要如何擺脫控制的需求？」除了基本的生存需求和生活的舒適之外，為什麼我們還需要賺更多的錢、開更快的車，或者感覺非得要和便利商店的收銀員傾訴我們的煩惱？亞伯拉罕．馬斯洛（Abraham Maslow）說我們有心理上的控制需求，他說的沒錯，但這引出了另一個問題：「是什麼造成了心理上的控制需求？」

控制的需求，來自於我們覺得需要控制，也就是說，我們感覺自己失去了掌控權。這種感覺也許是有意識的，也許不是，事實上，大多數情況下這種感覺是無意識的。然而，那種微妙、無意識的控制需求，燃起了我們在單純的生存和基本舒適之外的欲望（我明白這樣的模型極度簡化了大腦中複雜的心理互動，但請跟著我，看看接下來會怎麼樣）。

「無物」是一劑神奇的靈藥

自我（ego）有兩種表現方式。它可以處於靜止狀態，讓人感到既充實又完整；當你凝視滿天繁星，或一覺醒來時感到與世界和諧一致，彷彿一切都恰到好處，你就能體會這種狀態。而自我的另一種表現方式，則是我們百分之九十九的時間裡都在經歷的；這種自我感到空虛，並試圖用圍繞在它身邊的事物和人，來填補這份空虛，讓它暫時感到充實。

關鍵詞就在於「暫時」。我們似乎無法永久地滿足自我，對吧？當我們買了一輛新車，我們的自我只會在車子還沒被刮傷，或是還沒付第一筆車款之前感到完全滿足，但等到我們付清最後一筆車款時，卻往往迫不及待地想要換掉這輛車子，再買一輛新的。新車、新工作、新食物、更多金錢、更多時間、更多的愛……我們的自我不斷追求更多的新體驗，徒勞地試圖壓制來自內心深處的微弱聲音，它不停低語著：「我還沒滿足。」

或許你認為這種空虛感並不好，但事實上它是有益的，就像身體的疼痛是件好事一樣，因為如果我們感覺不到疼痛，就不知道自己受傷了。

想像一下，假如你有某種神經缺陷或某種遺傳性疾病，無法感受到疼痛，例如「先天性痛覺不敏感症合併無汗症」（簡稱CIPA，無汗症通常伴隨著無法感覺疼痛出現）。如果你有這種病症，便無法安全地享用很熱的食物，即使吃了，你也不知道自己是不是在咀嚼自己的舌頭，或是連同叉著牛排的叉子一起吃了下去。你不會知道自己在公園悠閒散步時，是不是凍傷了，或是當頭撞到櫥櫃角時，是否流血了……

疼痛是一種自然的警告信號，告訴我們事情不對勁；同樣的，空虛感也是一種警告信號，提醒著我們所做的事情並沒有解決問題。

我們試圖用各種方式去壓制那個不斷提醒我們缺少什麼的微弱聲音，事實上，現代人極具創造力，發明出許多方法來消除這個內在的聲音。科技是我們最強大的工具，完美地契合了我們為了安撫自己對更多事物的欲望而培養出來的「誘餌與轉移」心態。

現在我正在使用的電腦，就是一個極佳的例子。它很實用，但當它連上網路時，立刻成為人類所設計的最強大玩具之一。購物也是一個很好例子，有多少人買了並非真正需要的東西？還記得寵物石頭（Pet Rock，編註：把石頭當成寵物來養）嗎？現在誰還在玩？少來了，承認吧。在你花錢買了一顆普通的石頭之後，也許很難隨手把它丟掉，我敢打賭，你家地下室的某個角落裡就有一顆。

我們試圖用各種消遣來轉移注意力，避開那些空虛、孤獨和失落的感覺，例如，購物、食物、極限運動、性愛、電視……這份清單還可以繼續列下去。

我們甚至無法真正享受努力的成果，因為，一個更大、更好版本的渴望，幾乎立刻悄悄地鑽入我們的腦海。於是，我們無法靠著填塞事物、思想和情感，來填滿那無底的空慮，這就像是用黑色馬克筆把車子儀表板上的紅色警示燈塗掉，以免不斷被提醒車子的機油不夠了一樣。

空虛、無聊、坐立不安和焦慮，就像身體的疼痛一樣，都是紅色警示燈，它們在告訴我們出問題了，並且提醒我們，外在的活動無法帶來內在的平靜。我們一直向外尋求越來越多的東西，而答案卻在相反的方向。

那麼，問題是什麼呢？為什麼我們總會有不斷追求和獲得更多東西的欲望？**問題在於，我們需要的不是更多，而是更少。事實上，我們需要的比「更少」還要少；其實，我們什麼都不需要**。我知道這聽起來很瘋狂，卻是千真萬確。讓我來解釋一下：

量子物理學告訴我們，生命有兩個層面：一、形式（form）和能量（energy）的領域，二、生命來源的「無物」（Nothing）。事實上，最早指出這一點的並不是量子物理學，諸如《吠陀經》和《奧義書》這類靈性經典，還有道教和佛教經文，以及基督教教義，都提到了創世之前存在的虛空。

但這有什麼大不了的？關鍵在於，「無物」並非空空如也。請聽我說，接下來的部分很精采。所有的創造之物——星塵、反物質、瓢蟲和美夢——都存在於形式和能量的相對世界中。而圍繞並滲透在這個形式領域中的，就是「無物」；「無物」擁有構建我們宇宙存在的所有基本元素，可以創造出無限多樣的事物，但作為「無物」，它並不具備形式。

我們怎麼知道「無物」的存在呢？聖賢和科學家們都告訴我們，它確實存在。量子力學理論家戴維・玻姆（David Bohm）被愛因斯坦稱為自己的「智識之子」，而玻姆將「無物」稱為「隱秩序」（implicate order）。《創世記》的前兩節中提到：「起初……地是空虛混沌的。」在三千多年前的《鷓鴣氏奧義書》（*Taittiraya Upanishad*）首句中，也能聽到無物的迴響：「起初，世界是無。」

然而，「無物」不可能只是靜靜地待著，所以它開始忙於創造，它的第一個行動是「思考」，而它的第一個想法是關於它自己，不然還有什麼可想的呢？這第一個想法創造了「自性」（Self）的概念，也就是你所知道的在本質上不受拘束的「我」（I）。隨後，「無物」開始思索它所能創造的一切奇妙事物，這時「無物」便轉變為某種存在。《創世記》進一步提到：「神的靈運行在水面上。神說：『要有光』，就有了光。」《鷓鴣氏奧義書》也告訴我們：「從無生『有』，『有』從自身創造了『自性』。因此，它被稱為『自性創造者』。」所以，「無物創造萬物」的觀念早已存在，而且確實有其道理。

當你將「無物」的概念與經歷結合在一起時，會對我們產生一種極其奇妙的效果。它能消除痛苦；沒錯，**無物能根除苦惱、悲傷和焦慮，平衡各種不和諧的狀態，並賦予身心活力**。它真的是一劑神奇的靈藥，能針對人類的每一種疾病和瘋狂去療癒，而且毫不費力地達成這一切，使人們不再掙扎和緊張；它是「一體適用」的靈藥。因此，當「自我」試圖在一段新關係或一輛新車中尋找滿足時，最好帶上「無物」，否則最終只會得到它不想要的東西——痛苦。

很瘋狂，對吧？我們總以為需要聚集更多東西來讓自己感到完整，像是財富或朋友。但我們都知道，任何我們能夠獲得的東西，也可能失去；我們都知道，有些人曾經擁有財富和朋友，最終卻失去了一切。

但真正造成痛苦的並不是失去，而是對失去的恐懼和對重新獲得的欲望。**問題並不在於事物和人，而在於心智對它們的執著；心智之所以執著於事物，是因為它不知道「無物」的價值**。如果你擁有「無物」，那麼就無從損失。我想這句話需要一點解釋。

讓我們從「平靜」的角度來看這個問題。當我們內心平靜時，就不會感到痛苦，對吧？可見平靜與恐懼不能共存；一個寧靜的心智無法理解痛苦，它們是完全對立的。平靜不會強行排除恐懼和痛苦；它只是讓這些負面情緒無法存在於那種滋養的氛圍中。平靜是恐懼無法生長的貧瘠土壤，如果我們想要真正掌握如何擺脫痛苦，或許應該更深入地了解「平靜」。

什麼是平靜？如果我們或多或少把它當作一種心智活動的表現，那麼可以說，平靜就是「較少的活動」，對吧？當你感到平靜時，就會心平氣和，不是嗎？試想一下，觀賞日落或靜坐在森林裡的一根木頭上，與和老闆爭執相比，哪個比較平靜？

即使你的身體在活動，你仍然可以保持平靜。長跑運動員經常談到，即使他們的身體在拚命運動，但內心依然保持平靜。關鍵在於，**真正的平靜反映在寧靜的心智中，無論身體在做什麼**。

因此我們可以說，越少的心智活動反映出越多的平靜。如果這是真的，或許我們也可以說，沒有活動就是絕對的平靜。活動是能量，而沒有活動就是沒有能量，沒有能量就是「無物」。因此，**「無物」就是絕對的平靜**。巧妙吧？

覺察振動療法透過減法來運作

自我總是利用增添某些東西來提升其存在感。它認為，更多的教育、更好的健康或更多的金錢，能帶來平靜和解除焦慮。

然而，問題在於，增添事物就是增添能量，正如我們所知，**增添能量與平靜是相對立的**，這是一個非常重要的觀點。如果尋找平靜是一個數學算式，那麼這個算式必須涉及「減法」而非「加法」。

花點時間思考一下從你的生活中減去一些事情，當你想到不用上班，甚至不用去度假時，是否感到焦慮減輕了一點？即使是像度假這樣的美好經歷，也會帶來壓力。有多少次你結束旅程回來後，覺得自己終於可以休息了？

好消息是，我發現了一種方法，能**讓你在保持積極生活的同時，仍然擁有寧靜的心智**；就像那位長跑運動員，身體很活躍，但心智卻很平靜。這需要一點練習，但效果立竿見影，令人振奮。一旦你學會了這個簡單的覺察振動療法，便能輕鬆治癒自己和朋友在日常生活中所遇到的不和諧。

從數學上來說，覺察振動療法是透過減法來運作的。它讓你的心智所接收的訊息越來越少，直到什麼都不剩下，然後——這就是最棒的部分——它將你的心智維持在那個最微妙的創造層次，你的內在自性就在此處安歇，同時自性會輕輕地返回日常生活的喧囂中。你會同時置身於兩個世界，並從這兩個世界中汲取滋養，這就是開啟內心平靜和消除痛苦的鑰匙，是不是很簡單呢？

一旦你學會了這個簡單的單一步驟技術，無論你在何處、無論在做什麼，都能夠創造平靜與和諧。你不僅能改善人際關係、情緒和身體健康、財務狀況、運動表現，還能提升靈性追求，你甚至可以幫助他人同樣這麼做，這是不是很不可思議？只要做到擁有無物，你便啟動了帶來改變的療癒波，它不僅在你自己的生活中泛起漣漪，甚至影響到整個世界。你開始明白這個毫不費力且單純的技術，所蘊含的力量與潛能了嗎？

關於自我、平靜和無物，我想我已經講得夠多了，現在該讓你親身體驗一下無物，這樣我所寫的內容對你來說才有意義。

其實，你不會真的體驗到無物，因為心智只能理解「思維」和「情緒」等形式，並解讀感官從外在世界帶來的訊息，它無法直接體驗無物。心智需要依附在某種架構上，而無物是沒有形式的，正如你即將看到的（或者更準確地說，是看不到的），**無物是透過缺乏經驗而被認知的**。

那麼，讓我們開始吧！

第三章

純粹覺察

任何地方都是世界的中心。

——黑麋鹿（Black Elk），印地安巫醫及先知

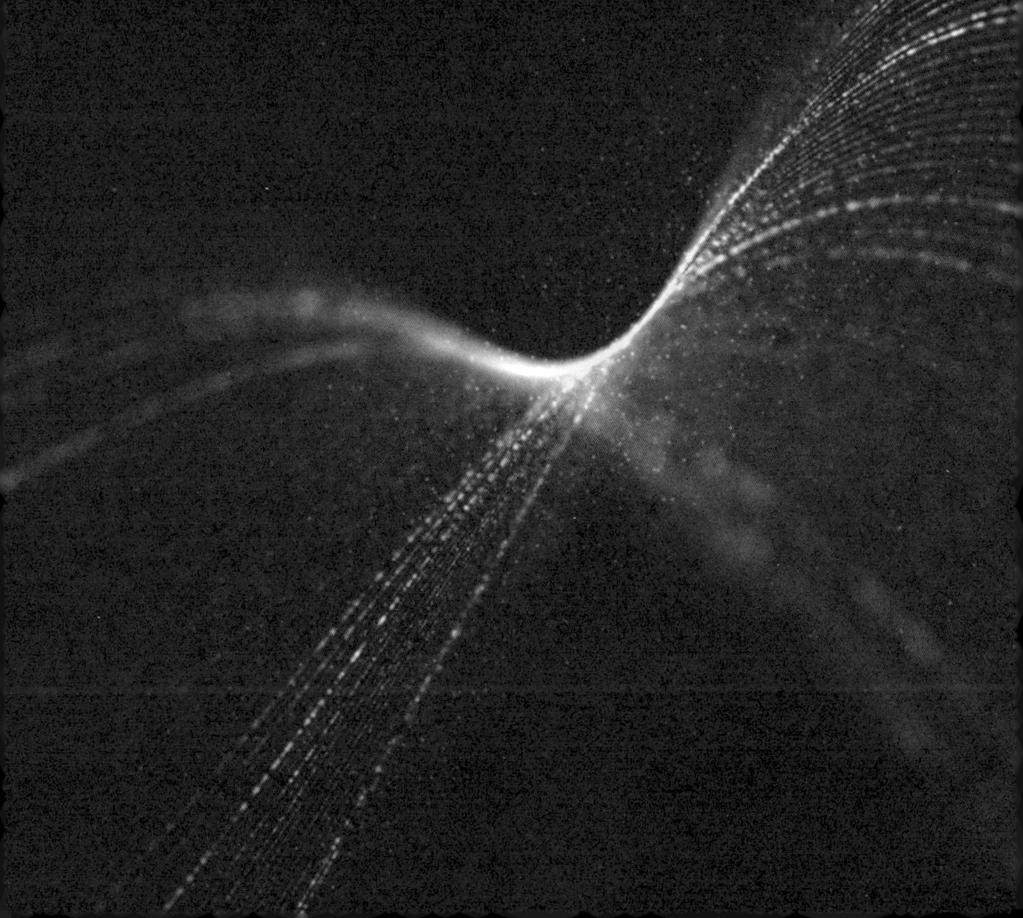

你可曾想過，心智深處蘊藏著什麼？如果你能觸及想法的源頭，這會不會改善你的生活、健康，以及付出愛和無憂無慮生活的能力？你的想法從何處而來？了解這些問題的答案，對你實質的日常生活可能有什麼影響？讓我們花幾分鐘來探索這些問題，看看它們會把我們引導到何處去。

事實證明，揭開想法的源頭對於人際關係、財務成功、身心健康，甚至情緒健康，都具有明確且極為正面的影響。我們只需要擺脫能量／物質的束縛，體驗其背後的真相。萬物皆是能量的表現形式，例如，你正坐著的椅子蘊含了足夠的能量，能有效地將你抬離地面四十六公分，並能持續地支撐下去。而想法則是心智能量的表現形式、精神的火花，它激發心智及一切與其接觸的事物。

我們是怎麼知道這一點的？任何被創造的事物，包括想法，都有兩個特質：它既是能量，也是形式。你所坐的那張椅子，就是以椅子的形式所呈現的能量。你知道它有能量，因為它支撐著你；而這種能量以我們約定俗成的方式稱之為「椅子」，對吧？當然，你也可以稱它為「支撐裝置」，這可能會引發各種有趣的探討，但最後無論我們叫它什麼，那張椅子依然是具有特定能量和特定形式的東西。

想法不像椅子、頭髮或棕熊那樣具體，但它確實存在，因此也具有形式和能量。作為被創造的事物，想法必然有其源頭，這個源頭卻無處可尋。換句話說，想法的源頭與所有被創造物的源頭相同，正如我在前一章所提到的。想法來自於戴維．玻姆所稱的「隱秩序」，來自於「虛空」（void），也就是「無物」。

我想借用瑪哈禮希．瑪赫西大師（Maharishi Mahesh Yogi）的話，把心智比喻成池塘。想法就像從池塘底部升起的氣泡，逐漸擴張，直到浮出水面後破裂。池塘的水面就像心智的覺察層面，我們在此處覺察到想法；而產生氣泡的池塘底部，則像孕育了所有被創造物的「無物」。

想法就像上升到水面的氣泡一樣，它會擴張、釋放能量，並在上升過程中變得越來越弱；當想法離它的源頭越遠，能量就消耗得越多。想法是行動的前奏，因此很顯然的是，微弱的想法會導致微弱且無效的行動。如果我們更深入探討，便很容易發現，要是我們能夠在想法較接近其源頭時覺察到它，將能受益於能量較多且較不扭曲的想法，這對所有人來說都是有幫助的。

讓我問你：你曾將想法耗盡過嗎？我想應該沒有。關於想法，我們可以肯定的是，從我們的第一口呼吸到嚥下最後一口氣，想法一直存在。如果想法是能量，而我們從未耗盡它，那麼合理來說，**想法的源頭是一個取之不盡的能量供應源**。只要我們能夠直接接觸到想法的源頭，便能獲益良多。我當然不是第一個指出這一點的人，萬古以來，聖賢們一直試圖讓我們對這項練習產生興趣。假如這真的有可能，那麼我們生活的每個層面都將被奇妙地轉變。我們可以不斷討論抽象的理論和奇幻的哲學，直到筋疲力盡，但那只會強化或削弱信念。真正的驗證來自於親身體驗，而我的工作就是確保你能夠獲得這種體驗，那麼，讓我們開始吧！

練習——停止想法

舒適地坐好，閉上眼睛。注意你的想法，隨著它們飄流到任何地方，只要觀察它們來來去去就好。在觀察五到十秒之後，問自己以下的問題，然後保持高度警覺，看看接下來會發生什麼事。

你要問的問題是：我的下一個想法會從哪裡來？

發生了什麼事？當你等待下一個想法時，你的想法是否有片刻的停頓？你是否注意到有空隙？介於問題與新想法之間的間隙？好的，現在重新閱讀指示，再做一次這項練習。我會等你。

你是否注意到想法中的一絲猶豫？在兩個想法之間的停頓？如果你在提出問題後立即保持警覺，就會發現自己的心智正處於等待某事發生的狀態。《當下的力量》作者艾克哈特．托勒（Eckhart Tolle）說，這種經驗就像一隻貓在盯著老鼠洞一樣。你是清醒的，在等待，但在這個間隙中沒有任何想法出現。或許你聽說過，摒除雜念需要多年的艱苦練習，但你剛剛在短短幾秒鐘內就做到了。

請再做一次這項練習。閉上眼睛，做兩到三分鐘；大約每隔十五秒，就用原本那個問題問自己，或是用其他問題來取代，例如：「我的下一個想法會是什麼顏色？」或是：「我的下一個想法會有什麼氣味？」問題本身並不重要，重要的是專注。當空隙出現時仔細觀察它；當它消失時，就尋找它。

專注能揭露空隙（想法之間的間隙）之所在，這個空隙就是想法的源頭。它可能很短暫，但一定存在。當你定期覺察到這個心智的停頓，它會開始在你身上發揮神奇的作用。

現在，閉上眼睛，做兩到三分鐘的練習。我等你。

想法之間的空隙

完成了嗎？很好。現在你感覺如何？你是否感覺到身體更放鬆一些了？你的想法是否變得更鎮定？你是否覺得心平氣和？

怎麼會這樣呢？你所做的只是觀察想法之間的間隙，然後自然而然、毫不費力地，你的身體變得更放鬆，心智也更平靜。當你在心智較為平靜的程度上開始運作和生活時，情況就會這樣。

身體和心智有著密切的關係，當心智不再那麼用力思考時，身體就能放鬆下來，得到更多的休息。

你已經知道自己的身體在精神壓力下如何變得緊繃僵硬。緊繃的脖子和肩膀、頭痛、消化問題、便祕及高血壓等等，都是混亂、失控的心智所導致的各種身體病症。

不過，你剛剛發現了如何在三分鐘內對抗心理、情緒和身體壓力的問題。非常了不起，不是嗎？而這僅僅是覺察振動療法的冰山一角。這個簡單的練習讓你體驗到「無物」的潛力。

現在讓我問你：當你在觀察想法之間的空隙時，是否在擔心繳帳單、做晚餐，或想著另一半的生日嗎？當然沒有。

你的心智完全靜止，沒有任何煩惱。當你完全覺察到「無物」時，不可能還同時感到恐懼、焦慮、悔恨、內疚，或其他任何不和諧或破壞性的情緒。就算你什麼也不做，只是學會了這個有力的課題，也能大幅改變你人生的方向，走向更富足、更具創造力和更有愛的地方。

但不僅止於此，還有更多等著你去發現。

讓我們繼續探索，這個啟發性練習中還有什麼珍貴的感知力在等待我們發現？首先，告訴我在那個空隙裡有什麼。你說什麼？再大聲一點……哦，你說「什麼也沒有」。

沒錯，空隙裡什麼也沒有，沒有形狀、聲音、色彩、氣味，什麼都沒有！或者我們可以說空隙裡有「無物」，這樣說也正確。在這個簡單的發現中，你是否開始看到重大的意義了？

如果你認為自己就是你的想法和情緒（你的記憶、希望和恐懼），那麼或許你需要重新思考了。想法和情緒時有時無，它們是相對且短暫的。而你，你的本質，遠超過你的心智所能想像的，你剛剛已經證明了這一點。

當你的想法停止時，你是否也停止存在？你是否陷入昏迷，或變得無意識或沒知覺嗎？當然沒有。你依然存在，不是嗎？那麼，如果你不是你的想法，而你依然存在，那麼你究竟是誰？這似乎是個合理的問題，對吧？

如果你不知道自己是誰，那麼你所做的一切就沒有根基，就像一個失憶的人，想要活出自我，卻不知道自己是誰。若要穩固地立足於生命的基礎之上，你必須知道自己是誰。我可以保證，你並非只是個有過去和未來的人。你會驚訝地發現，其實你是無限的，超越了時間與煩惱的束縛。

讓我們更仔細地看看你是如何超越時間與煩惱的。在想法之間的空隙中，存在的是

「無物」，但你依然保持著覺察。當想法消失，被空隙取代時，你正在觀察著。但，究竟是誰在觀察這個空隙呢？

現在來看看，空隙裡什麼也沒有，但你依然在覺察。那裡沒有其他東西，只有「覺察」，不是對某事或某物的覺察，而是對「無物」的純粹覺察。你明白了嗎？你看出這個道理了嗎？

如果那裡只有純粹覺察，那麼你必然就是那純粹覺察。不然你還能是什麼呢？

如果你的覺察等同於你的想法、記憶和未來計畫，那你就是「小我」（me）。「小我」是你人生中所有「事物」的集合；「小我」是你的年齡、性別、喜好和愛好，以及你的記憶。但當你的覺察轉向內省，觀察想法之間的空隙時，這一切都不存在了。若要觀察，你就必須有覺察力，對吧？

所以，當你的心智停止運作的那一刻，你覺察到了我們稱之為「無物」的空隙，然而，你發現「無物」並非空空如也，而是充滿了純粹覺察。現在，你解開了「你是誰」的謎題。你就是純粹覺察！

聽起來不可能嗎？但這個事實無法否認。你的直接感知已經揭露了，你便是純粹覺察。沒錯，**在「小我」出生並建構出你所認識的自我形象之前，存在的是那單一、普遍的「無物」的純粹覺察**。停下來，仔細思索一下這個領悟的深刻之處。我等你。

始終不變的本質

你是否為自己的無限性所震撼？你是否開始感受到自己那無限且永恆的本質？這令人感到解脫，不是嗎？讓我們再多思考一下。回想你童年的某個時刻，現在，再回顧一下你的青少年、年輕成年期，以及現在的自己。

在人生的每個階段，你的喜好、欲望和目標都不一樣，而你的身體、心智和情緒也在不斷變化。事實上，沒有任何東西保持不變，那麼，從童年到成年，有什麼是一直不變的呢？答案是你的覺察。

在你生命中的每個階段——不，應該說是你生命中的每一秒——當你的身心忙於成為今日的你時，「純粹覺察」作為一個超越時間的見證者，始終在默默守望。

透過「停止想法的練習」，你得以「進入內心」，觀察你的想法。然後，在等待的過程中（「就像貓盯著老鼠洞一樣」），你觀察到想法之間的空隙，認出那空隙便是純粹覺察，而純粹覺察便是你無限的本質——這就是「小我」部分所依靠的基礎。

如果你（即純粹覺察）是真正無限的，那麼你不該只局限於心智。你，作為純粹覺察，應該時時刻刻無所不在，對吧？事實上，你就是這樣。這裡有一個簡單的練習，你可以用來向你的「小我」證明這一點。

練習——觀察手臂

將雙臂完全伸展至兩側，讓身體形成一個人形十字架。看著你的右手臂，觀察三到五秒，然後把頭轉向左側，看著你的左手臂。在你從右手移向左手的這段時間裡，你的腦海中出現了什麼嗎？沒有，對吧？但在那段時間裡，你並非沒有覺察，對吧？當然不是。當你的目光從這隻手移向另一隻手時，想法中出現了一個空隙，但你的覺察依然保持開啟。

再試一次。你瞧！即使當你的心智轉向外在世界時，它依然找得到純粹覺察。純粹覺察就在一切事物的基礎上，靜靜等待被發現；等待著「我」去覺察到「你」——純粹覺察。

別忘了，**覺察不是一個物體，它就是你，是你無限的本質**。你的心智可能無法完全接受這一點，因為它無法理解「無物」。心智需要依附在某個範圍或某種形式上，像是經歷、記錄、分析、綜合及分類資訊，才能去做它該做的事，而決定如何處理這些資訊的，正是自我（ego）。所以，如果你一開始仍認為自己等同於你的身體或心智，不必擔心，這是心智唯一能做的選擇，而要讓自我逐漸放下，接受「無限的純粹覺察，便是終極現實和你的原始本質」，則是需要一點時間。

＊＊＊

為什麼揭示這個真相如此重要？當你認識到自己是那不變、無限、永恆的覺察時，你對逐漸衰老的身體和日漸退化的心智的依賴便會開始動搖。你會覺察到自己已經超越了變化與死亡的範疇；你會意識到，在「小我」的所有事物和想法之外，你依然完整且清醒地覺察著一切。

如果只是觀察想法之間的空隙幾分鐘，就能為你帶來平靜與放鬆，那麼想像一下，當純粹覺察融入你的思考、飲食、工作與愛裡時，會有多少愉快的難忘經歷在等著你？**從心智深處發現純粹覺察，透過原子的簡單結構發出振動，向外擴散至各個領域，進而產生一片和諧，這是通往豐富圓滿生活的第一步**，而下一步就是將這種覺察引導出來，以便支撐並滋養你的每個活動。

第四章

我認為我在思考著我所思考的想法

你不可能說自己就是你所認為的那個樣子！……若想知道你是誰，首先你必須探索並了解你不是什麼。

——室利・尼薩加達塔・馬哈拉吉（Sri Nisargardatta Maharaj），印度聖人

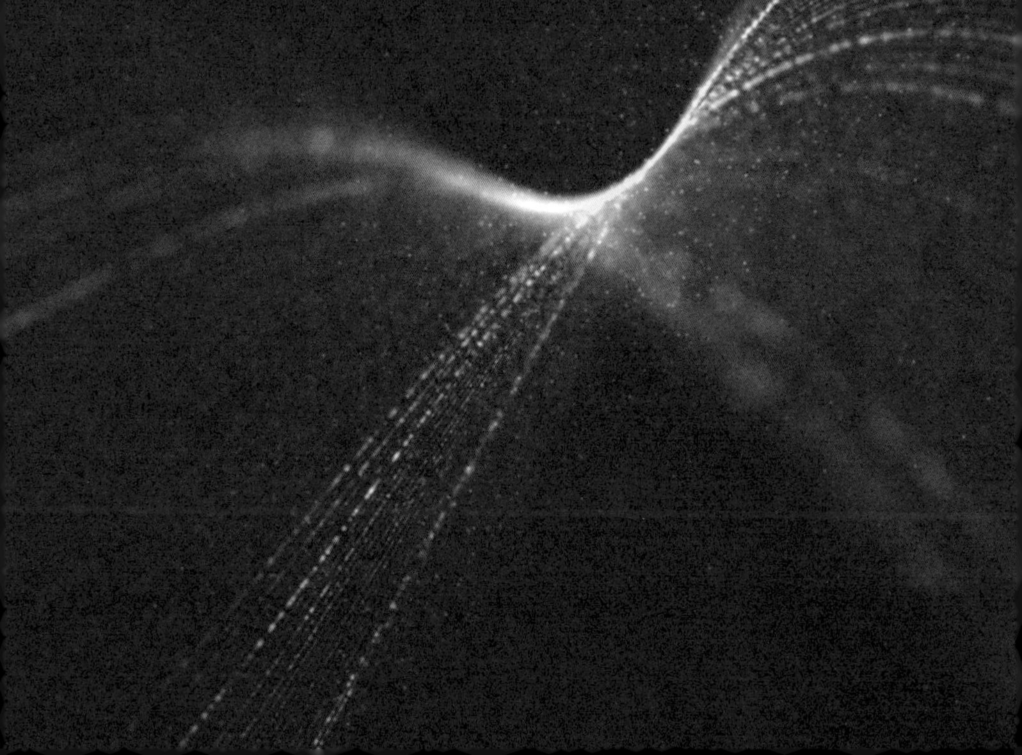

對心智而言，想法之間的空隙並不值得大書特書，那只是一個被寂靜填滿的空間，當一個想法消失，下一個想法尚未出現時，這個空隙才會顯現出來。

在回顧這種經驗時，也許你的心智不覺得有趣，因為它喜愛運動與形式，而這個空隙卻兩者皆空，只有「無物」。對心智來說，無物意味著什麼也沒有，然而，這是一個巨大的錯誤，原因如下：

心智的所有想法都來自於那個「無物」，你可以親自驗證這一點。重複「停止想法的練習」（見第三章，p42），觀察那個空隙，而下一個想法在不經意間毫不費力地自動出現，它就這麼冒出來了，清晰如白晝——一個嶄新的想法。

當你停下來思考這一點時，會發現這簡直是奇蹟。每一個新想法都是創造上的奇蹟，而它來自「無物」，所以，「無物」必定不是真的空無一物，那個「無物」裡一定有些什麼，否則它不可能產生想法。有趣吧？

再做一次「停止想法的練習」，持續大約一分鐘。我等你。

＊＊＊

你覺察到那個空隙了，對吧？當你「處於空隙」時，並沒有任何進行中的想法，過了一會兒，想法又開始冒出來了，不是嗎？那麼，當你處於空隙時，你有說「嘿，我只是在這裡待著，什麼也不做，我想我應該重新開始思考了」嗎？然後你決定了下一個想法是什麼嗎？當然沒有，想法只是自然而然地再次出現，而那個想法可能與空隙有關，也可能與你姑姑蒂莉的鬍子有關。

我們無法預知自己接下來會思考什麼，因為我們無法掌控這件事。自我導向的「小我」一直以來都認為思考是自己的功勞，但事實並非如此，實際上，我們對自己的生活，包括想法、希望、恐懼和愛，所能加諸的影響，就像看電影的人對銀幕上的角色所能影響的一樣少。

你在做「觀察手臂練習」（見第三章，p48）時，也會有同樣的「不受控制」的經驗。當你將注意力從這隻手的手臂轉移到另一隻手時，心中反映出來的只有純粹覺察。你可能會問：「如果我的心中沒有任何想法，目光是怎麼被引導到第二隻手的？」或者「我怎麼知道什麼時候該停下來？」

如果你相信是「小我」在思考，那麼這些問題必定會讓你感到困惑。同樣令人不安的是，若是純粹覺察在掌控一切，這就把你（也就是你的自我）完全排除在外了。「小我」並不會製造想法，我們並不「思考」想法，想法是自然而然從純粹覺察中湧現的。

自我並不會創造想法，卻攬下了思考的所有功勞。想法的出現並未大張旗鼓，它從寂靜中誕生，輕鬆地在心智的寧靜深處流動。如果我們在想法誕生時就覺察到它，便能把它當作純粹覺察的創造物去領會。

如果我們的覺察依附於外在感官世界的紛擾，就會錯過這微妙生命火花的誕生。這種缺乏覺察的心智，只能在遠離寧靜的地方（想法誕生之處）偶然捕捉到想法，而且只能看到它的活躍和焦躁狀態。

這樣的心智總是在努力控制無休止的欲望，始終無法得到片刻安寧。而那個在想法萌芽時便覺察到它的心智，則是自信且平靜的，一派輕鬆地扮演著見證創造的角色。

若我們意識到想法的時間越晚，離它誕生的源頭越遠，想法就會越虛弱和扭曲，也越容易陷入困境。

每個不穩定的想法都在懇求我們轉向內在，覺察到想法在其源頭的自主性。我們在這方面一直很懶惰，結果讓自己陷入了困境。我們只需環顧當今世界的狀況，就會明白我們根本沒有活出自己的潛力。

以自我為中心的生活，其症狀已極為嚴重，最終會徹底壓垮我們。正如以往，**唯一的救贖方式，是放棄對想法的主宰**，如此一來，我們便能將思考的重擔及其伴隨的一切交還給純粹覺察。

放下控制

我知道這種「不控制自己的想法」的想法有點令人難以接受，不過，一旦你能放下舊有的信念，就會感覺如釋重負。

我想花幾分鐘更深入探討這種可能性，事實上，我希望你能親自經歷這種超越努力與控制、妙不可言的領悟。

大多數人都認為，自己已經掌控了想法，也就是說，我們可以隨心所欲地選擇和引導自己的想法。

然而，這是一個巨大的錯覺，自我只是透過觀察大量的想法，然後宣稱：「這些都是我的，我不需要證明，因為人人都知道這是真的。」但如果我們真的是所有想法的主人，那麼我們應該能夠完全控制一個微不足道的小想法，不是嗎？那麼，來試試看吧！

練習——
無論此刻你身在何處，試著在一分鐘內只維持一個想法。沒錯，在整整一分鐘內排除所有其他的想法，只專注於你選擇的那個想法，比如，只想著「樹」，持續六十秒。

你能夠在一分鐘內毫不費力地只專注於那個想法而不分心嗎？你可能做不到，因為才過幾秒鐘就會有其他想法溜進來，若要抗拒想法的自然流動，需要耗費極大的心力。

你可曾注意到，其他想法是多麼輕易地進入你的意識裡？在這種情況下，如果你會掙扎，那便是你在生命的自然流動中逆流而上的跡象，但我們並沒有被教導這樣的觀念。那麼，要怎麼知道你是在順應自然的流動，還是在製造不和諧呢？

讓我們更深入探討這個問題，從最根本的開始說起。我們無法掌控自己是誰，無法決定父母是誰，也無法選擇是哪個精子讓母親的哪個卵子受精。當我們的生命奇蹟從細胞分裂一點一滴地展開時，我們有監控身體的建構過程嗎？出生時，我們能選擇影響我們的環境因素、氣候（包括物理和情緒上的）、所吃的食物，或是兄弟姊妹等塑造「小我」的條件嗎？我們基本上是被基因編碼和獨特的環境力量所塑造，這些因素將我們鍛造成今天的個體。

當我們採取更廣闊的視角時，會發現我們是反射性地做出反應。即便是我們當下的想法，那也是對先前的想法、條件和刺激的反應；即使是在思考如何解決一個複雜的問題，也只是用另一個想法去回應之前的思路。我們會怎麼反應，完全取決於我們的基因傾向和環境印記。

如果我擁有與你完全相同的基因和環境結構，我就會是你。我不會有其他選擇，對吧？在各方面都成為你，我必然會像你一樣行事與反應。我又怎麼可能選擇變得不同呢？你看，你並沒有自己以為的那種控制權（沒有人會擁有）。這是滋養自我並讓你被困在因果「業力輪迴」中的一個巨大錯覺。

卡爾·倫茲（Karl Renz）在《開悟的迷思》一書中這樣寫道：「你只需要明白，你所做的任何貢獻都是自然而然發生的。它自行運作，不需要你的決定。你擔心若沒有你的決定，什麼都不會發生，但那只是一種想法。沒有什麼是需要依賴你的……每一個想法都是自發的，每一個看似的決定都是突然間從無物、從遙遠的未知中產生的。」

讓我們換個角度來看。有什麼事情曾經完全按照你的計畫進行過？我說的是「完全」，而不是「大致」。當然，你可以說：「我想要一棟新房子，現在我有了。」但我可以保證，具體的計畫在過程中一定不斷受到阻礙，例如意外的帳單、與銀行的交涉、突如其來的遺產或疾病等等。你的生活從來不會精確地按照計畫進行；有時結果更好，有時則更糟。

假設你遇到一個剛認識的人，你希望與他／她共度餘生，根據你們分享的經歷和對彼此的了解，你對未來的生活應該有個不錯的想法，對吧？你對接下來的幾個月、幾年，甚至幾十年，有了計畫和期望。但有哪一段關係曾經完全按照你的期望或想像發展過嗎？我想沒有。

事實上，如果你想讓關係更加順暢，最好的做法是放手，讓關係自然發展。過度管理、挑剔和抱怨，只會讓事情更糟。奇怪的是，正是在放手的過程中，我們才能獲得滿足。**努力和控制，與圓滿及平靜是背道而馳的**。

那重點是什麼呢？挑戰自我，並且建立這個陌生到很荒謬的概念，究竟有什麼價值？當我們意識到並接受「我們對自己的思想和行為的掌控，比想像中的更少」時，我們會發現自己的心智開始變得很平靜。

每一個想要掌控的衝動，其終極目標都是內心的平靜。拚命想保持控制，只是讓我們在心智的表面掙扎，就像溺水者在充滿各種衝突之力的汪洋中掙扎一般。矛盾的是，當我們停止掙扎並放手時，我們並不會溺水，而是沉入如大海般的心智深處。

在那裡，在完全靜止的深邃之中，我們驚訝地發現一切都被純粹覺察所滲透。

在那裡，我們找到了完美的和諧，甚至沒有任何想要努力的衝動。

室利．尼薩加達塔．馬哈拉吉是我最喜愛的二十世紀聖人之一，他在《我是那》一書中，描述了他如何擺脫控制，找到自由。當有人帶著想要消除內心紛爭的願望向他請教時，尼薩加達塔慈愛地告訴他：「當心智專注於身體，意識專注於心智時，覺察是自由的。經過堅持不懈地觀察，我變得非常空無（empty），而隨著這種空無，除了心智，一切都回到我身邊。我發現，我已無可挽回地失去了心智。」

這就是覺察振動療法的目標：**取悅心智並滿足自我的需求，同時指出，其實我們並不需要努力才能得到想要的**。

事實上，努力只會讓任何任務變得比實際上更困難；它阻礙了創造力的外在流動，以及對個人平靜的內在認知。隨著時間的推移，當人們在摸索覺察振動療法的無限可能性時，**無為的道理會逐漸融入我們的思想、行動，以及我們與他人之間的互動**。

當我們開始過著不再渴望控制的生活時，不僅能夠擁有內心的平靜——這是所有欲望的最終目標——外在方面也得到了超出傳統思維的回報。當我們對事物的渴求開始消退時，這些事物便會在我們未曾請求、未曾努力的情況下，自然而然地來到我們身邊。

這些禮物並非我們刻意追求的，因此反而增添了獲得它們的喜悅。這同時也培養了我們謙卑的心理，並使我們對純粹覺察及其展現出的完美和諧產生讚歎之心。任何控制的想法都顯得格格不入，就像在修道院裡舉行兄弟會派對一樣不合時宜，也同樣不受歡迎。

我們原本就是完整的

以下是我的書《超越幸福》中的一段摘錄：

追問事物為何如此，反映了我們渴望看透自己人生的片段，並了解原始心智以及宇宙的最終構造。不知怎麼的，我們覺得，如果能夠理解宇宙心智，我們就能理解自己的心智。由此出發，我們應該很快就能修正生活中的錯誤，從此過上平靜與和諧的生活。

雖然這是一個崇高的追求，但它完全是徒勞無功的，最終的結果還不是受到自我的影響——試圖不斷地獲取，以達到最終目的。

但我們不需要這樣做，「如果它沒壞，就別修理」這句話浮現在我的腦海中。如果我們覺得不完整，就會試圖修復這個被感知到的問題，而這正是宇宙對我們這個會思考的物種所開的玩笑。正是因為我們認為自己不完整，才讓我們感覺自己不完整。當我們放下這個想法時，就會立刻意識到，一切本來就應該是這樣。

你原本就是完整的，不是因為我這麼說，而是因為這是事實。「完整」的產物，怎麼可能是不完整的呢？

想想看，哪種情況更有可能：你是來自於完整造物主的不完整產物，還是你只是尚未意識到自己與那無限圓滿的關係？在此不需要回答「為什麼」或「怎麼做」。這個美麗的浩瀚宇宙中的一切都是它原本的樣子；因為它就是這樣，僅此而已。對於既存的事實，我們無從爭辯。

你怎能說既存的事實不是那樣呢？你是不是已經將平靜收起來，好讓自己用空出的雙手在千頭萬緒間翻找平靜？你與平靜之間的唯一阻礙，就是認為「生活需要修正」的想法。接受生活原本的樣子，你才能放棄改變它的企圖，不再掙扎，然後讓平靜取代掙扎。就是這樣，故事結束，苦難終止。

意識到想法超越了「小我」的影響，便是對既存事實的臣服，而這種臣服需要對純粹覺察有所覺察，並且讓純粹覺察掌控一切。然而，事實上，純粹覺察的本質使它無法掌控任何東西。

我們一直在討論兩個世界：絕對的純粹覺察和其他。實際上，顯現於各種事物中的純粹覺察，就是同一個不動的、不可分割的、完整的純粹覺察。我們無法給予純粹覺察任何東西，純粹覺察就只是它自己，它時時刻刻無所不在，因此無法獲得或給予任何東西。

由於語言的限制，我們將繼續假設純粹覺察可以與我們的心智分離。這會促成一種為了療癒外在而轉向內在的錯覺，但沒關係，因為遊戲規則就是這樣。**透過練習覺察振動療法，很快的，我們將學會把自己分為兩半：其中一半在摸索，另一半則靜靜地觀察。隨著時間的推移，這兩半將在完整的覺察中重新融合，屆時生活將既平凡又令人讚歎。**

在我們的手掌心，一顆普通的石頭將吟唱出動人的歌曲，使四周瀰漫著深邃持久的寧靜，屆時，世界不再有絲毫的不和諧，我們終將獲得自由。

第五章

開始認識你自己

所有真理都會經歷三個階段。它先是被嘲笑，然後遭到激烈的反對。最後，它被理所當然地接受。

——亞瑟・叔本華（Arthur Schopenhauer），德國哲學家

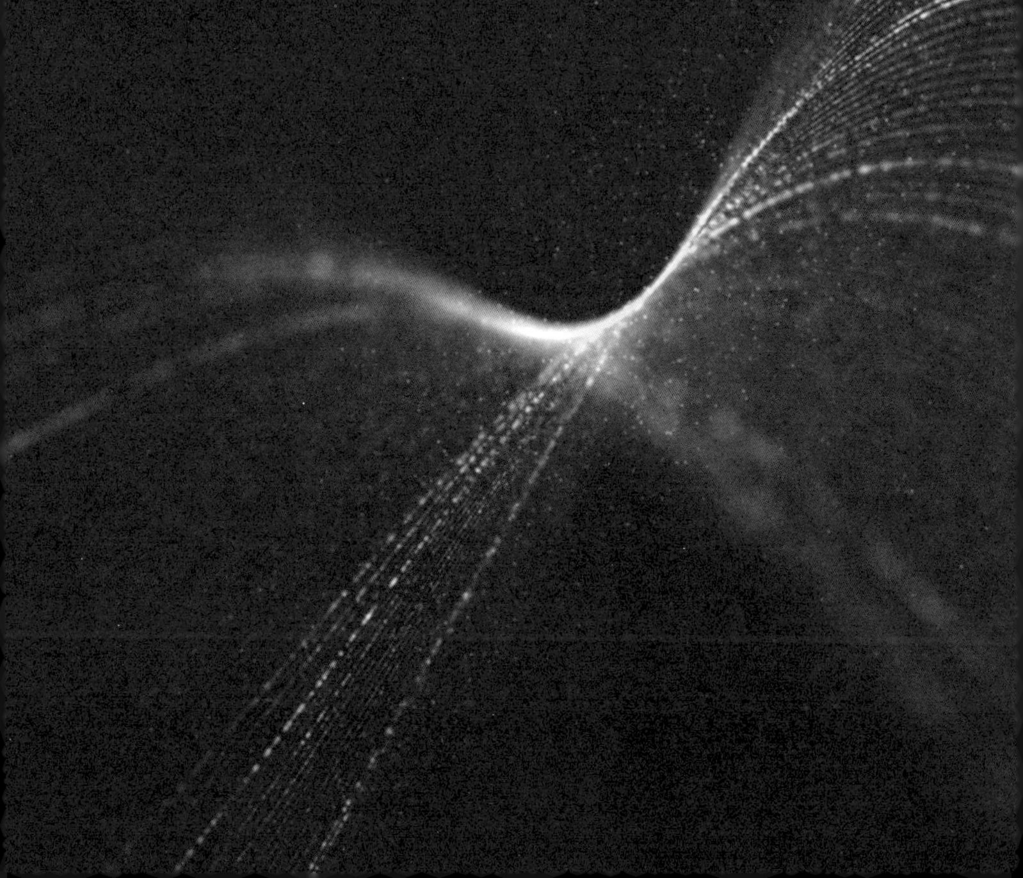

蘇格拉底在大多數人的眼中是位非常睿智的人，據說他曾說過：「認識你自己。」（Know thy Self.）我的許多教授將其翻譯為「知我」（Know thyself）。這個「我」（self）指的是本我（id）、自我（ego）與超我（superego）的小小自我（little self），也就是那個我們之前提到的「小我」（me），它集合了孩子、房貸和退休計畫。但這不是我們現在要關注的，因為我們有更重要的事要做；我們要去找到我們的「自性」（Self），並探索它在宇宙中的位置。

或許你會問，為什麼我要這麼做？蘇格拉底為什麼覺得這很重要？那些與「自性」親近的人，會得到什麼好處？還有，「自性」到底是什麼？讓我們來看看。

如果「自我」導向的心智不創造想法，純粹覺察也不創造想法，那麼是誰或什麼創造了想法呢？那就是我們的「自性」。我們的「自性」在所有的創造物中是獨一無二的，它一隻腳踏在純粹覺察的絕對海洋中，另一隻腳則踏在宇宙的多元表現形式之中。

量子物理學對「自性」有幾種不同的稱呼；它可以被比喻成「零點」（zero point）或「真空狀態」（vacuum state），但不要與「隱秩序」混淆，後者類似於純粹覺察。如果你對這些概念有更深入的興趣，我鼓勵你自行研究，因為我們不會在這裡花更多時間探討這個龐雜的主題。重點是，量子物理學在理論上已經確認了「自性」和純粹覺察的存在。

「自性」也被那些向內探索心智的聖賢和追求內在平靜的人所承認，他們以不同的名稱稱呼「自性」，像是靈性、神聖火花、高我、生命力和靈魂。但我不使用這些詞語，因為它們常常引起誤解並帶有強烈的情緒色彩。正如你即將看到的，認識「自性」是人類最自然、細膩且滋養的體驗，因此，我不想陷入任何智識或情緒上的爭論。

「自性」是單純的，我們對它的討論也將保持單純，而你即將在後面的章節中，親身體驗到「自性」的單純。覺察「自性」是每個人與生俱來的權利，我也堅信，覺察「自性」是人類最重要的責任。

從看電影一事理解自性

我認為，理解「自性」的最佳方式是透過比喻，我們先從柏拉圖「洞穴寓言」的現代版本開始：想像你坐在電影院，裡頭正在播放電影。你看著前方，電影畫面映射在大大的白色銀幕上；由於你全神貫注於電影中的角色、場景和劇情，所以銀幕本身被忽略了，因為情節完全吸引了你的注意力。當你完全沉浸在劇情的曲折發展中時，對周圍環境的覺察也變得較少。這很正常，畢竟，看電影的目的就是為了暫時逃離日常生活的「現實」。

但如果我要求你將注意力從電影上移開，你會開始注意到周遭觀眾的許多事物。你可能會聽到後排的咳嗽聲、鄰座的咀嚼聲、喝飲料的聲音和紙袋的窸窣聲，還有其他各種刺激物，包括座椅的硬度、室內的溫度等等。不過，我希望你把注意力集中在一些不那麼常見的事物上。

如果你在電影開始播放前到達時，肯定會注意到那巨大無比的白色銀幕，它無聲地見證著即將上演的振奮人心的娛樂。一旦電影開始，銀幕便會完全被變幻的光影所掩蓋。如果你坐在前幾排，而且不讓視線跟隨你喜愛的英雄在地上翻滾、躲避反派的烏茲衝鋒槍掃射，那麼你會看到銀幕依然在那裡——在場景後默默支持著你的英雄的奮鬥。倘若沒有銀幕，電影的畫面將會消失在無邊的空間裡。

現在，打破常規，轉身看看在戲院後

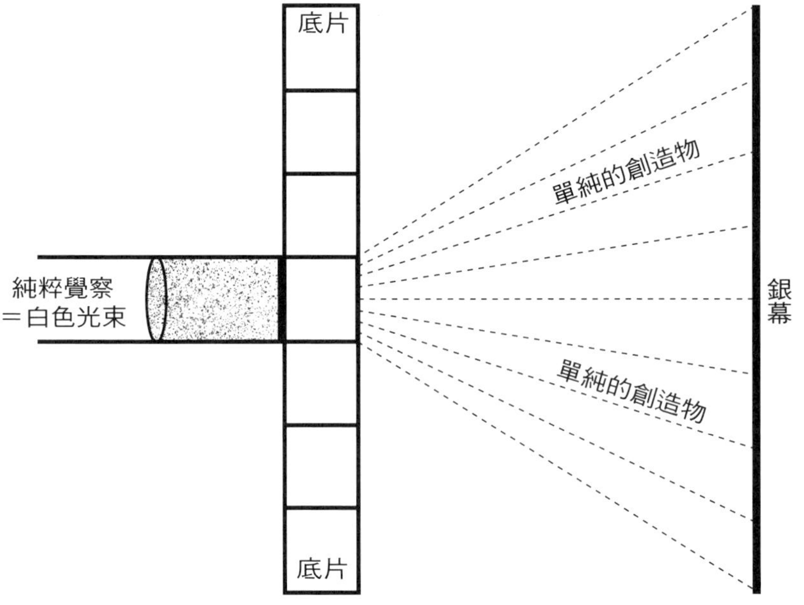

牆高處的小方洞。你會看到一道白色光束，有時夾雜著幾縷藍色和黑色，在照向銀幕的過程中扭轉閃爍。如果你站的位置剛好，還能看到放映機的鏡頭；在鏡頭後面，是那道賦予電影生命的明亮之光。

顯然，銀幕上的電影象徵著你日常生活中的喜劇與戲劇，而播放電影的空白銀幕則代表了純粹覺察，就像你不久前停止思考時所經歷的那樣。停止思考就好比暫停播放電影，照在空白銀幕上的只有白光。銀幕代表心智中純粹覺察的映象，當心智中的純粹覺察開始向外映照時，我稱之為「意識」；意識就是針對事物和思想的覺察。如果你總是在電影開始播放後才進入戲院，從沒看過空白銀幕，那麼，要在色彩繽紛的動態影像下發現白色銀幕，幾乎是不可能的。

現在，再轉身看看從後方牆上射出的光束。這道閃爍且變化不定的光束，代表超越感官的更精細的創造層次；這道光代表了波、粒子、原子和分子，最終編織成形，投射在銀幕的表面上。

從放映機投射出去的光，在通過底片之前是「自性製造」的白光，正是這道白光穿過了底片，將影像投射到銀幕上，才使電影呈現出來。如果沒有這道投射出來的白光，我們就無法注意到銀幕本身。也就是說，電影的創作完全仰賴這道白光，而這道白光代表著無限的純粹覺察。

當白光穿過底片時，它似乎變成了色彩、光線和陰影。我說「似乎」，這是因為，雖然它依然是光，但在眼睛看來卻是別的東西；投射出來的白光在本質上就是光。這個比喻可以幫助我們更容易理解純粹覺察如何顯現為我們周圍的事物，這些事物看起來是房屋、山脈、朋友和家人。

一座山是由分子、原子、次原子粒子和波組成的，而這些都是純粹覺察的隱秩序的投射。白光之於電影，就如同純粹覺察之於所有被創造物。它是它們的本質、它們的核心；沒有它，萬物將消逝於無物的空虛召喚中。

當投影機的白光投射在底片上的那一刻，便發生了這種「看似」的轉變。就如一支鉛筆放在半滿的水杯裡，看起來就像被折彎了一樣，當投影機的白光穿過底片時，在振動特性上就產生了變化。

在這個轉變點上，一個相當奇妙的事件發生了。白光和它所表現出來的色彩懸浮在一起；它們既不是白光，也不是色彩，或者說，它們既是白光，也是色彩。就像孩子在鞦韆上來回擺動一樣，有一剎那，她既不向前也不向後，而是一動也不動地停在半空中。這就是我們所熟知的，在每一次心跳與每一次呼吸之間的靜止的恢復力。白光進入這個靜止的領域，出去時轉化成色彩，而這正是創造產生的地方，介於純粹覺察與生命最初的悸動之間；這便是「自性」的領域。

這種在心智中的覺察映象，被稱為「意識」（consciousness）或「專注的覺察」（focused awareness）。白光穿過底片投射到銀幕時所產生的閃爍光束，就類似於意識，意識永遠在變化，但其本質是白光。

外在導向的意識是由自我驅動的，它想掌握思想和行為；它不安歇，鮮少感到滿足。它就像手電筒的光束，而自我是握著手電筒的手。它照亮了世間萬物，卻未能領會到，若沒有其源頭的純粹覺察之光，意識便無法真正領會一朵含苞待放的玫瑰或流水潺潺的小溪的不朽本質。意識在相對世界的事物及思想中尋找純粹覺察，就像威倫·傑寧斯（Waylon Jennings）歌中的男士「在錯誤的地方尋找愛情」。

當意識向外閃爍時，世界的所有美麗、多樣和精采，都映射在你心智的銀幕上。然而，當你的意識轉向自身，就像在「停止想法的練習」（見第三章，p42）中一樣，它將領會到其真實本質是純粹覺察。

這就像把原本對著自我的手電筒轉向一面鏡子，此時，你的意識的真實本質——純粹覺察的耀眼光輝——便能在不被形式干擾的情況下下，以赤裸的美展現在你眼前。

我們的心智無法理解純粹覺察或自性，而想法只是對真實自性的空洞迴響，但目前，我們只能滿足於這座心智所構建的稻草屋。最終，我們如何思考自性並不重要，因為開啟我們的心智、帶來療癒與和諧的，正是這種普遍而獨特的存在經驗。

自性與母性

在我們繼續探索並體驗自性之前，我想先更深入地探討「自性」是什麼，因為它與世間其他任何創造物都不同。自性是唯一完全無害且充滿滋養的顯現。對我而言，描述自性的完美詞彙是「母性」（Mother），即無限的愛、智慧與支持。母性之自性無時無刻不在支持並引導著你，即使你的注意力被日常生活的瑣事所吸引。她為你創造了這個廣闊的世界讓你遊玩；她一直在注視著你，等待你成長，但不是身體或心智上的成長，而是覺察的成長；她在等待你放下玩具，轉身發現她慈愛的微笑和閃亮的眼睛正守護著你，準備以純粹覺察的雙臂將你擁入懷中。

當你迷失在這世界的時候，你就是「自性」的孩子，然而，一旦你覺察到你的「自性」，你便成為真正的「自性」。你重新回到母性的子宮，重生於純粹的愛、平靜與喜悅之尚未染有色彩的覺察中。

你有責任去「認識自己」，擺脫外在生活的桎梏。當你脫離由自我驅使的心智所設下的限制時，自性覺察會讓生活的重擔減輕，事實上，你的雙腳幾乎不再觸碰地面。

「自性覺察」（Self-aware）的另一個說法是「開悟」（enlightement），但我很猶豫是否要使用這個詞，因為它在許多不同的學說中有太多不同的解釋，也被賦予各種矛盾的情緒，因此我很少提及。我的目的是明確定義「自性覺察」以及如何過著「自性覺察」的生活，這樣就不會有太多誤解的空間。為什麼我堅持如此精確的定義呢？因為若不這樣的話，你要怎麼知道自己會走向何處，或者你是否真的想往那兒去？此外，**成為「自性覺察」，是過著有收穫、富足且充滿樂趣的生活之基礎，這也是覺察振動療法的核心**。知識有兩種形式：理解和經驗；首先，你要將學習「自性覺察」所需的各部分聚集在一起，當這些部分形成一個連貫的整體時，你便能以純粹覺察的薄翅翱翔，透徹地觀察這個世界。

活在自性覺察中，完全不是我們平常所想的那樣。我們從聖賢的金玉良言中得知，這種狀態感覺有如身在人間天堂。確實如此，但我們往往只強調「天堂」，卻忽略了「人間」的部分。我們確實會感覺每個願望都會立即實現，但那並不是我們所想的那樣。我的意思是：

假設你活在對自性無知的狀態中，那麼你就屬於那百分之九十九的人類。你想要逃離這個世界，因為你感到痛苦與煎熬；你遭受折磨的心智不想理睬這個嚴酷的世界，因而陷入救贖的錯覺。於是，你開始暴飲暴食、過度運動、沉迷於藥物、性、電視，或是其他無數分散注意力的方式，目的是把你的意識從所認知的冷酷現實中轉移開。但你逐漸明白，這種轉移是沒用的。

問題不在於外在的世界，也不在於你的問題本身。無法體悟到純粹覺察，才是問題；

不過，你很快就會學到解決方式。一旦你知道如何自性覺察，你的世界會變成什麼樣子？你要如何改變與這個世界的關係？我想，你會感到驚訝的。

當你領會到生命有它自己的運作方式，而你只是與之同行時，便能夠放鬆下來，正如從前灰狗巴士廣告中所說的「把開車的事情交給我們」。這個「我們」其實就是自性；作為乘客，景色依然相同，但現在你可以好好享受，不用擔心要一邊開車一邊找路，或是遇到塞車。即便你在辦公室裡辛苦地工作，也會像是在度假一樣。

成聖的徵兆

當你懂得自性覺察時，你的行為會是什麼樣子？幾乎和之前一樣。你可能會變得更善良、更有愛心、更隨和一點，但不要期待自己會成為一個完全不同的人。你依然是你自己，只是更加真實；也就是說，你會自在地做真正的自己，不再擔心該如何符合他人的期望，你會自然而然地做出正確的行為（這一點很重要）。

沒錯，你不會犯錯。因為自性處於創造的核心，它知道一切該如何運作，而你會本能地為自己和他人做出最有利的選擇。

這並不意味著他人會一定認同你的行為，因為他們是透過自我的扭曲視角來看事情，沿著自我保護的道路前進。他們只看到對與錯，因為他們將世界切分成有益和有害的人、事、物。但你透過自性覺察的眼睛，只會看到和諧；擁有這樣的視角，你又怎麼可能做錯事情呢？宇宙是不會允許的。

當心，不要把自性擺在神壇上。自性不喜歡與萬物分離。創造源自於自性，而自性愛它的創造。

明白了嗎？你並不需要改變事物原本的樣子，你只需要去領會它。當你試圖改變或否定現狀時，痛苦就開始了。自性的恩賜在於能夠在平凡的當下看到完美。

當你懂得自性覺察時，就會變得「神聖」嗎？當今對「神聖的聖人」的看法有些誤解。順道一提，所有的聖人在定義上都是懂得自性覺察的。所以，當你懂得自性覺察時，不管別人是否知道，你都已經是聖人了。

事實上，懂得自性覺察的人形形色色。我知道有些人安於自性之中，但他們也會脾氣暴躁、不健康，甚至過重。懂得自性覺察的人也許愛吃，喜歡性愛、賺錢、開車、開玩笑，甚至看電視。簡而言之，他們與無知的人沒有太大區別，只有一個簡單明瞭的不同點：他們完全接受生活原本的樣子。

這意味著，那些不懂得覺察的人會錯過你這個祝福，因為你只是穿著一件普通的棕色外衣，沒有華麗的包裝。我知道這樣的描述與傳統印象中的聖人不符，傳統的聖人往往輕聲細語、慢條斯理、充滿慈悲，有著天使般的笑容，眼睛散發著光芒，言語充滿智慧。大多數的聖人終其一生默默無聞，因為大部分人都在尋找一個理想化的形象，而他們自己並非那樣的人。那些不懂覺察的人都在尋求「開悟」，因為他們認為，一旦開悟了，就能超越那些蜷縮、掙扎的大眾，直接進入天堂。但很遺憾，事情不是這樣的。

那些溫文爾雅的聖人在懂得自性覺察之前就是如此。若有人認為我們的聖人會像其他普通人一樣煩躁不安或放屁，這簡直是褻瀆。然而，這種理想化的「聖人形象」，只是自我又一次努力將某種東西設定得遙不可及；或者即便能達到那個境界，也會把那種形象置於超越其他人類的特殊階級之中。

這樣的自我沒什麼用處，為了讓它成為創造奇蹟的無限見證者，並且接受這個本質上的特點，現在是時候讓它拓展了。

把「開悟者」看得比我們崇高，其實有其弊端。有些人希望自己能像那些獨特的靈魂一樣，因此試圖模仿他們的行為，但這種做法只是讓模仿者感到挫折。在同樣懂得自性覺察的人當中，溫和的人與比較活躍、喧鬧的人並沒有不同。然而，我們卻摒棄了後者，而選擇前者作為開悟的典範。

事實上，兩種類型的人——確切地說，是所有的自性覺察者——都是依據他們的遺傳結構以及周遭環境的影響來行動。對於那些仍在掙扎於自我認同的人來說，應該謹記這一點，將對開悟的成見拋在一旁。這麼做並不是為了他們，而是為了我們自己。

相信我，自性覺察者幾乎不會在意。

自性覺察是一種人類經驗，是每個人與生俱來的權利。這應該是一種普遍的經驗，而不是只屬於少數專心致志，甚至固執的靈性追求者遙不可及的目標。在未來的十年裡，將會是由普通的靈魂讓自性覺察成為一種普遍現象；這並不是因為他們對追求自由有著超凡的執著，而是因為他們只是輕鬆自如地開始純粹覺察。

我們已經擁有了這種毫不費力的技術，那就是覺察振動療法。正如我們即將看到的，任何有意識的人，只要跟隨他的意識覺察回到它的源頭，便能夠做到。

自性覺察者東尼．帕森斯（Tony Parsons）也贊同這種「平凡聖人」的觀點。他在著作《覺醒的邀請》中建議：「我們應該放下對開悟的任何刻板想法，例如那種錯誤的信念，認為開悟會帶來全然的善良、極樂與純潔。但生活只是繼續前進，有時我可能會生氣，感到焦慮……當這種緊繃或沉悶感消退之後，我會很快回到接納一切的狀態，同時疏離感消失。」

那麼，成為自性覺察者是什麼感覺？其實，你依然會感受到憤怒、焦慮，以及所有其他讓你成為人類的情緒，聖人在本質上依然是人類。實際上，在成為萬物的默默守護者之後，你會變得更加「人性化」。你的身體和心智依舊受制於跟從前一樣的法則，你會感受到和以前一樣的情感，但你會無條件地接納這些情感，因為它們是超出你控制的生命的自然表現。

那麼對死亡的恐懼呢？我個人並沒有死過，更不用說成為自己的「代筆人」，所以無法確定死亡的感受如何。檢視已故的生命也無濟於事，那種現象是以一種超然的方式去觀察的，對於談論血肉之軀並沒有實質上的幫助。但自從我和我的「自性」有了對話以來，我知道自己的觀點已經改變了。我曾經抗拒衰老和疾病，否認自己生命的有限性，但現在，死亡這個概念反而讓我異常地感到安慰。我隨著年齡的增長，身體／心智衰退的事實變得更加明顯（很多人認為我已經到了這個階段，因為他們認定我早就失去理智了），我開始以一種好奇的超然態度，甚至是所有生命對於天生就明白的自然過程所具有的親切感，來觀察這些衰老的徵兆。

所有的聖人，當他們的時刻來臨時，也要屈服於支配肉體死亡的法則。然而，聖人並不強烈執著於他們的身體與心智，所以不會因失去它們而感到痛苦。這就像在冬日散步回家後，最後一次脫下一件舊外套一樣，你的覺察自然地轉移到住處內的溫暖，於是輕易地遺忘了外套。

這確實引出了有關受到傷害的問題。當你懂得自性覺察時，別人還能令你感到痛苦嗎？當然，你會感受到身體上的痛苦，但心理上的痛苦呢？當你明瞭「自性」之時，內心還會感受到痛苦嗎？

聖人依然是人類，這是沒問題的吧？即使是自性覺察的人也會包裹著薄薄一層的「小我」（me）。這就是為什麼在不懂得覺察的人眼中，擦身而過的聖人看起來就跟普通人一樣。他們無法看穿這層外殼，進入聖人的靈魂。在梵語（源於四千年前印度聖典《吠陀》的古老語言）中，「小我」的這層薄殼被稱為laish avidya。儘管聖人在本質上保持超然，但他的身體與心智仍然服從於不識此道者也需服從的相同法則。

聖人的「小我」這層外殼會感到受傷，感受到憤怒、悲傷、失望等情緒。但這層外殼就像一個塑膠鈴鐺，在被他人的言語和行為擊中時，其迴響微弱而沉悶，不會激發強烈的復仇、貪婪或內疚等激情。

是的，開悟之人也會短暫地受到傷害，但這種痛苦被自性的喜悅所包覆，因此變得微弱。沒有任何持久的痛苦能觸及沐浴在純粹覺察中的心智深處。

在我的覺察振動療法大師工作坊中，有一位學員的妹妹是達賴喇嘛的司機。有一天，當她為達賴喇嘛打開車門時，達賴喇嘛站起來，溫柔地看著她的眼睛。「你有問題想問我嗎？」他問道。

她低聲說：「是的，先生，但我們不被允許與你交談。」
他慈祥地回答：「但是你可以提出你心中的問題。」
她問道：「你也會生氣嗎？」
達賴喇嘛笑了笑，說：「當然會，我是凡人啊，只是我不會生氣太久。」

自性覺察的外殼「小我」會受傷，但這只是暫時喚醒你，讓你領會到自己仍然透過一個臣服於所有法則——無論是自然的還是人為的——的身體與心智來運作。你會感到憤怒、焦慮及各種欲望，但這些情緒就像酒裡的風味，不會停留太久。它們喚醒你去體會到作為一個完整人類的喜悅與深度。

當你明白這個世界是完美的，傷人的言語和不正當的行為也會被視為完美的一部分。光是這層領悟就能撫慰心智，使其無法燃起報復的欲火。我們怎麼可能對抗完美呢？任何事件或行為必然是完美的——只是它超越了你個人的有限理解——你因此避免了施加傷害或承受傷害，你的自我也得到了平靜。

要多久才能達到自性覺察的境界？簡短的答案是：你已經擁有自性覺察了，只是你還沒有領會到這一點。但這樣的回答沒什麼用，甚至可能令人感到挫折。所以，讓我們來安撫心智，並在時間之河中悠遊一番吧。

自性覺察的光芒

有些靈魂會突然進入自性覺察的境界，他們在無知中入睡，醒來時便已經開悟。許多人認為，二十世紀最偉大的聖人之一——拉瑪那．馬哈希（Ramana Maharishi）便是如此。他曾經陷入昏迷，當時他感覺自己即將死去。他失去意識，之後，當他恢復意識時，已然成為無限覺知（Unbounded consciousness）。艾克哈特．托勒也有類似的經歷，他因恐懼而昏厥，醒來時卻不再懼怕，並充滿喜悅。然而，這些人只是例外，大多數自性覺察的靈魂似乎需要時間才能達到這個境界。我不想讓你誤以為內在的光芒會為每個人瞬間亮起；不同於六號汽車旅館（Motel 6）廣告中的湯姆．博德特（Tom Bodett），我們無法「為你留著那盞燈」。

在大多數情況下，自性覺察的光芒就像是連接在一個亮度調節器上，隨著時間的推移而逐漸變亮。我必須說，這其實是一種錯覺，但對於介於「不完全無知，也不完全覺察」狀態中的人來說，我們還是應該去討論它。

就我個人而言，我曾經在類似停滯的狀態中停留了許多年。我在這裡說明一下，因為你可能也正經歷著同樣情況。實際上，「停滯」這個詞並不完全準確。當你處於這個荒漠般的世界時，感覺自己被困住了，但實際上你正在快速地體悟到純粹覺察。我的意思是：

當我還年輕的時候，自信地認為，只要努力工作並且做對所有的事情，最終我會得到自己想要的，然後過著幸福的生活。我指的是複製那些偉大的運動員，商業、政治和科學界的精英，以及教育家和娛樂界名人的生活。

當然，就跟所有走在這條路上的人一樣，我經常遭遇失敗和失望，只能不斷地說服自己，其他人都達到了「永遠幸福」的生活，我也可以。我覺得我的父母、老師和朋友不可能全都錯了。

小時候，我曾經非常想當消防員。在五歲的某一天，我參加一場慶祝活動，真的坐上了消防車。我們開得非常快，警笛響個不停，鈴聲叮噹作響，我把頭探出窗外，體驗風吹在臉上的感覺，同時尋找著那幢想像中著火的大樓。那天晚上，由於風灌進了我的耳朵，我感受到人生中最嚴重的耳朵痛。隔天，我決定其實我更想當一個農夫，慢慢地、靜靜地擠牛奶和種東西。

在人生的早期，我們總是懷抱著遠大的夢想，想成為職業橄欖球員、太空人或電影明星。但是，隨著年齡增長，我們發現這些夢想並非總是切合實際的，於是，我們稍微降低了目標。

當我們擦亮六發式左輪手槍，打包行囊，準備成為牛仔時，卻被那些頭腦冷靜、經驗老道又豐富的人勸阻。他們確信，其實我們應該考慮從事會計，甚至專攻牛仔的報稅工作。很快的，我們也接受了變得務實的想法，然後決定，真正重要的是把錢賺夠，確保自己擁有美好的退休生活，這樣我們才能過上幸福的晚年。

事實是，每個人在這個完美的計畫中都有一席之地。我們擁有獨特的才能和技術，如果不加以運用，就會感覺少了什麼，總覺得有些不對勁。如果我們屈服於世俗的規範，這種不滿會逐漸增長，最終表現為身體或情緒上的失調。我們會生病，然後將這種病態注入到世界裡。

我們就像電的導體——像燈泡一樣，如果電流毫無阻礙地通過我們，我們就會持久而明亮地發光；但只要有一點點電子自然流動的干擾，就會產生更多的熱而減少光亮。純粹覺察就是我們的電力，世界上大多數人都是純粹覺察的劣質導體，這不可避免地為他們自己及所有人帶來了掙扎與衝突。

你有多少次見過人們一再犯下同樣的錯誤，卻不能從中學習教訓？為什麼遭受虐待的妻子仍然要留在她丈夫身邊？為什麼我們明明擁有擺脫化石燃料的技術，卻仍然繼續使用它們？

目前，世界上的不和諧遠遠超過了清晰的思考和互助的行動。原因很簡單：我們的聯繫支離破裂，我們缺乏純粹覺察的自由流動。

繼續以燈泡的比喻來說，那些未體悟到純粹覺察的人，就像白熾燈泡一樣，我們在廣大的波長範圍內散發出少量的光，而大部分能量卻以熱量的形式消耗掉。簡言之，我們是生命中無限秩序的無序表現。

那些體悟到純粹覺察的人，就像雷射光一樣。雷射光具同調性，換句話說，所有的光子彼此協調一致。雷射光的光子不會朝四面八方以不同速度散射，而是完全同步的，就像一支步調一致的軍隊，它們目標一致，行動強大。我們如雷射般的覺察能夠精確聚焦，與自性及環境完全協調，而自性覺察的人能夠帶來和諧且不造成傷害。

在孩提時期，我和其他健康的孩子一樣，相當快樂，喜歡與人互動，並渴望探索周遭的環境。但到了十歲時，我開始屈服於父母和老師的注重實用價值的建議。我開始喜歡學習利用知識和力量來控制事物，當我展現出潛力

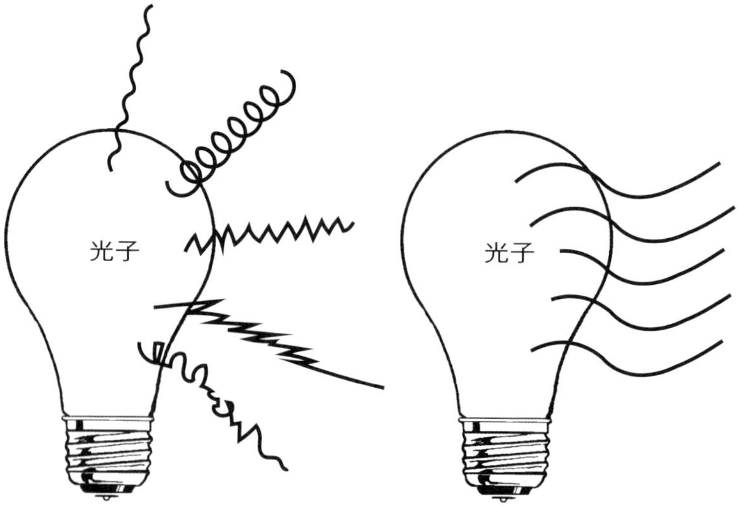

白熾光（無條理的）　　雷射光（具同調性）

時，也會受到讚賞。是的，這將是一個美好的人生；我會經由努力工作、堅強的意志和力量，來獲得我想要的一切。當時我還沒領會到，向我承諾美好生活的那些人，自己也在竭盡所能地尋找它。

那時我住在日本，每天晚餐後，我會走進一個街區，那裡的房子既擁擠又歪斜。我在小巷中來回穿梭，幾乎是憑著本能找到我學習柔道的道場。我的師父是世界上武藝最精湛的柔道選手之一，但他的教學能力遠勝於柔道專業技術。

有一天晚上，在經歷了一次特別挫敗的比賽後，我坐在榻榻米的邊緣。我剛剛試圖壓倒一個比我年輕、身材也小得多的對手，結果徹底輸了這場比賽。我感到憤怒、困窘和羞愧，心裡絲毫沒有治癒的空間。師父看到了我的痛苦，選擇在那一刻教我們一種「以心治物」的技巧。

為了讓這種技巧奏效，我們必須放下精神上的糾結。幾秒鐘內，我心中的憤怒與挫敗感就消退了，身體也變得放鬆而警覺。我唯一的尷尬是，其他男孩會看到我流下喜悅的淚水，以為這是羞辱的結果，於是我趁沒人注意時，用柔道服的袖子擦掉了眼淚。

我被這種內在力量的簡單性所震撼，我不需要努力、不需要計畫，也不需要操縱。相反的，我只需要放下一切。我不是很明白自己經歷了什麼，但我知道，成人那個充滿喧囂和矛盾的世界無法在我內心的寧靜中運作。它並不擁有一切的答案。

雖然在我的童年和青少年時期還有許多類似的經歷，但這一次的經歷讓我不再完全接受權力的信條。在那榻榻米的邊緣，我找回了被遺忘的自由。現在，每當我開始被美好生活的光鮮亮麗誘惑時，胸口深處的一個微弱聲音便會不安地響起，低語著：「不要溫順地走入那良夜。」

外在與內在的道路

當時我還不曉得，但幾十年前在橫濱道場裡我所達到的空虛中的充實內在體驗，讓我踏上了一條改變自己未來幾十年思維和感知世界的道路。我摒棄了外在的物質追求、那條充滿權力和問題的道路，轉而踏上比較溫和的內在平靜以及種種問題之路。沒錯，內在與外在的道路，唯有方向不同而已，最終都會被種種障礙阻塞，這些障礙讓人產生一種錯覺，以為自己正在朝著解脫痛苦的終點邁進。不論換成什麼名字，道路終究是道路，而道路無法帶你到達你已身處的地方。

大多數人會在兩條看似通往圓滿的道路中選擇一條。第一條是最常見的：外在的持續追求之路，即自我放縱的道路。這條路透過不斷增加生活中的選項來滿足自我，像是更多的金錢、更多的教育、更多的朋友、更多的肌肉、更多的美貌、更多的食物等等。在這裡，我們的自我實踐著各種形式的貪婪，但驅動這一切的欲望永遠無法得到真正的滿足。

第二條通往圓滿的道路，是看似內在的自我克制之路：即「減少」追求的道路。這條路不像其邪惡的雙生手足般常被人們選擇，內在的道路鼓勵禁欲，讓自我遠離外在的享樂，轉而專注於簡樸的「靈性」修行；在這裡，自我會執著於奉獻和其他苦行的理念。將一個人的意識從外在誘惑中移除，便是內在道路的一個特徵。

無論是內在的道路還是外在的道路，終歸是道路；這兩者都告訴我們，目前所處的地方不夠好，只要我們開始踏上旅程，便能得到更好的生活。然而，這兩條道路都無法有效消除我們最根本的欲望，也就是對於永久平靜的渴望。有一段簡潔而尖刻的文字，正好探討了這種對道路或任何形式的執著問題。大約有三千年歷史的《伊莎奧義書》（*Isa Upanishad*）在第九節告訴我們：

「執著於物質世界（外在道路）的人是可悲的，
但執著於靈性世界（內在道路）的人加倍可悲。」

我知道，大多數人認為，就認識「自性」而言，物質上的過度沉迷比冥想和經典研讀對我們的限制更多，但《伊莎奧義書》並不這麼認為。原因如下：你可能已經注意到，說服一個酗酒者或工作狂去修正自己生活上的問題，比說服一個「靈性」人士要容易得多。任何過著外在生活的人，內心深處早就知道那是行不通的。無論他們獲得多少成功，都無法永遠感到滿足；無論吃了多少薯條，擁有了多少新車，或者愛了多少人，他們內心那微弱的聲音始終在驅策他們前進：「不夠，還不夠滿足。」

另一方面，無論遵循哪種修行或權威的靈性追求者，都堅信自己走在通往救贖的完美道路上。即使遭受痛苦和「靈性」上的失敗，也被視為道路上的教訓，並作為繼續前進的動力。痛苦和苦行常常被當作勇氣的象徵，被當成虔誠的證據。事實上，失敗只會加強他們的決心，並促使他們繼續如此。

然而，僅憑意志是無法打開天堂之門的，這也是耶穌告訴我們，僅靠善行無法進入天堂的原因。《伊莎奧義書》更進一步警告說，那些踏上內在道路的人「加倍可悲」。要讓他們放棄相信透過堅忍不拔和靈性修行可以達到完全救贖，幾乎是不可能的。

你說：「如果內在和外在的道路都無法讓我們解脫，那我們是否注定要在追求殊榮的自我迷失中受苦？」

當然不是。無論是內在還是外在的道路，都會把我們帶到救贖的門前，但不是我們所想的那種方式。並非道路本身能減輕痛苦或帶來平靜；事實上，道路的作用在於否定。當我們在道路上停下來時，才處於成功的位置。成功源自於「靜」，而非「動」，讓我們來看看這是如何實現的。

外在的物質道路在兩種情況下發揮作用：一種是我們在實現自己最低限度的生活願景上徹底失敗，經歷了巨大的困難，最後我們放棄了，這就是所謂的「跌到谷底」。另一種情況是，當我們獲得所需的一切卻依然感到空虛時，會開始問自己：「這就是生命的全部嗎？」無論是徹底失敗還是完全成功，對於尋找內在平靜都很有價值，因為它們打破了「道路能讓我們擺脫掙扎」的錯覺，而介於兩者之間的所有旅人，都被困在這種錯覺當中，以為達到目標後就能結束痛苦，這就是「永無休止的競爭」。

你是否開始看出那股隱約的瘋狂已經滲入了我們的思維？讓我們繼續下去。

內在道路是以自性覺察為目標，並不專注於物質財富。這條路也可行，但只有在逆境中才能發揮作用。從無知到自性覺察的轉變，通常需要許多年；至少這是一直到目前為止的普遍共識；但覺察振動療法的時間線更短。

通往內在平靜的道路，包括奉獻、冥想、祈禱、行善、探究經文等方法。如果你走在「通往平靜的道路」上，通常會安靜地冥想或祈禱，努力體驗一種平靜、至福的狀態，而這是與更高等的存在或能量連結的結果。隨後，你希望能將這份內在的寧靜與指引，原封不動地帶入道德敗壞的外在世界。不幸的是，當這份內在指引在外在世界裡消失時，人們會認為這是一種失敗，並且建議採取更嚴格的苦行。它所隱含的想法是，若你能使內在的平靜足夠強大，就可以征服外在世界。

這種方法似乎僅偶爾奏效，而且需要很長的時間。假如一個人變成了自性覺察者，儘管是經歷了這個過程，卻不是因為這個方法。之所以需要這麼久的時間，其中一個原因是，內在道路使世界與自身交戰。平靜與神聖的指引被視為穿著白衣的好人，而物質主義與負面行為則是穿著黑衣的壞人。那麼，這其中又有何完美可言？**只要任何事物有對立性，你就無法擁有完全的平靜，分裂和征服是無法達成統一的**。如果你只有「一個」，那它必須與自己和諧共存。沒有任何事物可以對抗它的「一體性」，還有什麼能比「一」呈現更平靜的狀態？而且，**世界上只能有一個「一」，純粹覺察就是那個「一」**。

當我們的普通覺察體悟到純粹覺察時，便會在心中反映為永恆的平靜。對純粹覺察的覺察，無非就是體悟到「普通覺察即是純粹覺察」。為了體悟到純粹覺察，並達成隨之而來的自性覺察，我們所需要做的，就是停止一切嘗試和作為。

因此，若要尋找永恆的內在平靜，無論是外在道路或內在道路都不是很有效，原因是：根本不需要任何道路。事實上，選擇任何一條道路都只能確保你無法達成自性覺察。如果你認為必須到達某個境界才能獲得純粹覺察，或者你認為可以藉由某種方式獲得它，那麼你早已迷失了方向。

不管是內在道路還是外在道路，都充滿了艱難。儘管經驗告訴我們的結論是相反的，但我們依然相信奮鬥終能換來持久的平靜。然而，**平靜無法在道路上找到，也無法透過達成目標而獲得**。沒錯，達成目標並不會帶來平靜。這或許是最大的錯覺之一。當我們達成一個目標時，會立即把注意力轉移到下一個目標；事實上不就是這樣嗎？二十世紀哲學家室利・尼薩加達塔・馬哈拉吉指出，任何你能得到的東西，也都可能失去。永久的平靜也不例外。

「但等一下。」你可能會反駁說：「如果我現在並未擁有永久的平靜，而且也不能透過努力而獲得，那我為什麼還要嘗試呢？」

沒錯！你不應該去嘗試。事實上，你無法透過努力去獲得永久的平靜，因為你早已擁有它。正是由於這種嘗試，才讓平靜的水面盪漾起扭曲的波紋。你明白了嗎？**當你不再嘗試這個、嘗試那個的時候，你就得到平靜了**。

帶來平靜的並不是目標，而是在達成一個目標後、開始下一個目標之前的那一刻，暫時停止努力。這種停頓能夠讓人恢復活力，而且可以一直反覆下去，它就像你想法之間的空隙，在這寂靜無聲的片刻，即便只是短暫的，也會讓你感到平靜。

當你停下來時，並不需要做什麼事情，也不需要去什麼地方，所有的重擔都被卸下了。只有在這個時候，你才能從「道路能解決問題」的錯覺中解脫出來。重新啟動心智的引擎，並再次指示它朝向外在或內在前進的，正是你的自我，因為自我並未意識到旅程已經結束，沒必要再繼續。

所以，如果物質的外在道路和靈性的內在道路都行不通，難道我們注定要永遠在不滿的波瀾中掙扎？當然不是。我怎能讓那種事情發生在你身上呢？還有第三條道路，它既簡單又快捷，因為它根本不是一條道路。覺察振動療法在自性覺察方面有著獨特的方法；這是一種無需技巧的技巧。覺察振動療法之所以成功，是因為它消除了技巧性，讓你不再有任何嘗試的需要或傾向。

但這裡有個巧妙的地方，你不必放棄你的道路，無論你是內在還是外在導向的人都無關緊要；只要你再加上「自性覺察」，兩者都能完美運作。所以你可以翹著腳看電視，或者隱居在深山洞穴裡，只要你懂得自性覺察，任何一條路都能透過自性覺察而通往內在平靜。這樣一來，你真的可以兩全其美，繼續你所熱愛的生活方式，不需要改變。**只要覺察到你的「自性」，一切就能迅速順利地發展，並且為你帶來最大的益處**。達成這一點的方法很多，但覺察振動療法是我所知最簡單且最有效的方法。我想這很明顯，否則我也不會寫一整本書來告訴你了。

我說得很開心，但我說的內容都是真的。覺察振動療法同時結合了內在和外在的道路。那麼，當你同時向內在和向外在進行時會發生什麼事？你不會移動，對吧？「內」和

「外」相互抵消，結果是你坐在那兒靜止不動。那麼，「不動」的另一個詞是什麼呢？你已經學過了，不動就是「絕對的平靜」。那麼，如何達成這種「不動」的技術呢？我會在下一本書裡解釋……開玩笑的啦！你只需要翻到下一頁，準備學習這個最神奇的「無為」技術——覺察振動療法。

第六章

覺察振動療法

追溯那個啟動「去做」的想法，直到它的根源。在那裡，你會發現一個從未開始的旅程的終點。「去做」永遠無法讓你到達那個你已經是的狀態。

——彭加（H.W.L. Poonja），印度聖人

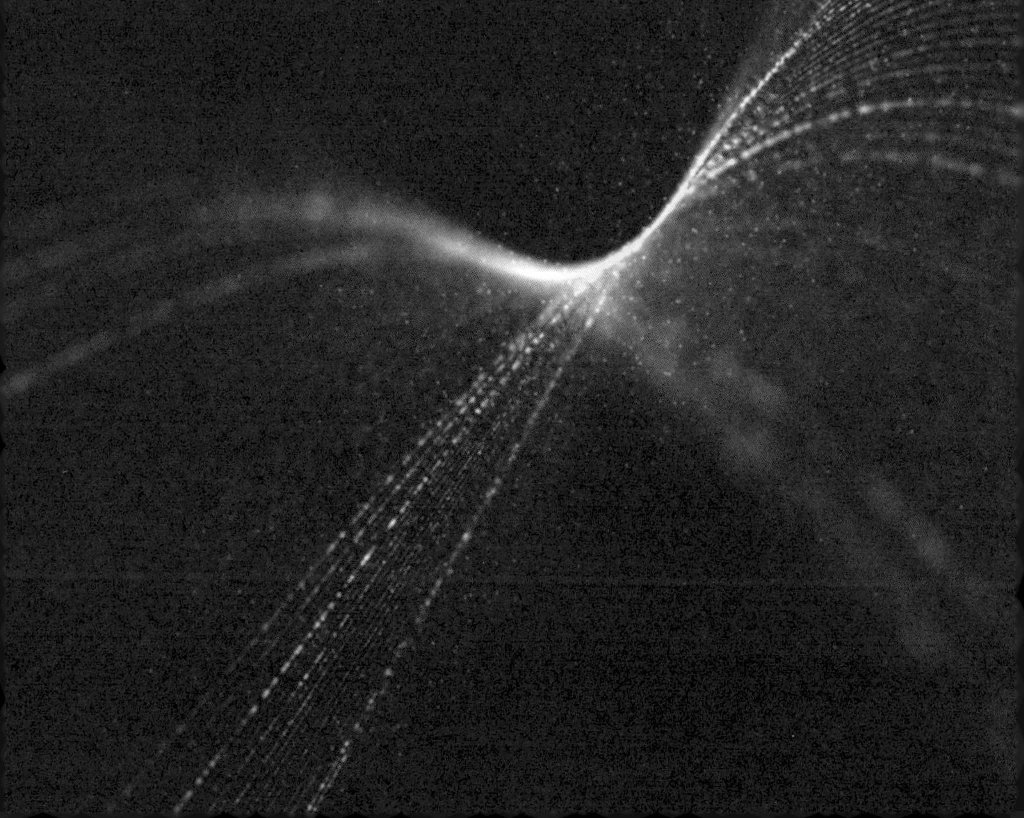

我要強調的是，**「自性覺察」不是一個過程，而是一種感知**；這是從「企圖修正你的世界」到「完全接受它」的一種轉變。而且請記住，這種轉變是自然而然發生的，毫不費力；它立即發生，無需嘗試。當你練習覺察振動療法時，就會體悟到純粹覺察，然後進入自性覺察的狀態。在那一刻，你不僅與自己的生活和諧一致，也與每一個爬行、飛翔或在天空中閃爍的萬物保持和諧。相當神奇，是吧？

一旦進入自性覺察的狀態，便沒有任何問題會超過你能應付的範圍。起初你可能會懷疑，但很快就會放鬆，投入平靜的保護臂膀中，而生活的狂風暴雨仍在外頭肆虐。你會開始更認同「靜」，而非「動」。你會納悶，人們為什麼這麼焦躁，然後你會意識到，不久之前這些事情也曾讓你感到難安。一旦立足於你的「自性」，所有的問題都只是企圖掙脫世俗束縛的調皮孩子們；它們既不好也不壞，只是存在。你觀察著宇宙的奇妙運作，它的當下與過去完全相同，但又非常不同。當下永遠瀰漫著無法形容的圓滿平靜。

「完全的接受」將你置於痛苦之劍的攻擊之外。在超越了感官的範圍之外，你感知到「完美」；你就是「完美」。當你發現你的「自性」在每一個被創造之物的內心靜靜閃爍時，你開始認識神，認識到你的「自性」即是神。

但事情不僅如此，因為神之外還有其他存在。神是由祂的創造所定義的；神之所以存在，是因為創造存在。在神之上還有「無物」，神從「無物」中誕生，而「無物」就是絕對的平靜。你不需要理解神或「無物」，也不需要管理生活中的每個部分來認識「完整」，只需要做覺察振動療法，然後單純地過生活。這就是唯一的真言——「平靜」的唯一訓示。真的就是這麼簡單。

覺察振動療法是一個透過消除「動」來改變你的感知過程，讓你進入「自性覺察」的狀態，然後，在這個「不動」的純粹覺察狀態下，再將思維和世界中的事物加回來。這就像是把正在播放你人生的電影關掉，然後看著那原本映著一切的空白銀幕。當你再次開啟人生的故事時，就會擁有一種不同的、更廣闊的，甚至更具同理心的視角。你會開始欣賞「自性覺察」的永恆性，它始終存在於你所選擇的人生旅程的顛簸之路下方。

此外，這種新的感知會毫不費力地帶來平靜、愛與喜悅的感覺。這是純粹覺察在心智中的反映；這就是你的「自性」的誕生，而且這感覺非常美好。這些美好的感覺就是我所稱的「安樂感」。

安樂感

在所有的創造物中，「安樂感」是獨特的。它是圓滿的最初顯現，而宇宙中的萬物在成為牧場風格的房子、蝴蝶或流動的熔岩河之前，都必須先經過這種狀態。安樂感是完全安全的，它是唯一不受限制和矛盾的創造物，它是十分開放且順暢的。

對於心智而言，安樂感就像濃郁的黑巧克力、一段新戀情，以及飛向天空的火箭之旅等感覺的融合。心智的終極目標，是覺察到安樂感；一旦達成了，心智便不再渴求任何東西。當心智穩穩地覺察到安樂感之時，才會有安全感。它可以在生活的艱辛與困苦中穿梭，始終覺得母性在看著、張開雙臂準備保護和安慰自己。

究竟什麼是「安樂感」？這是個好問題。你的心智將安樂感視為喜悅、平靜、靜止、沉默、無限的愛、至福、狂喜……等等。

安樂感不應與日常的情緒混淆，像是快樂、興奮、憤怒、悲傷、有條件的愛、嫉妒或恐懼。我把這些情緒叫做「有條件的感覺」，因為它們是在某種條件下所產生的；例如，得到金錢、失去金錢、失去摯愛、得到新工作等等。

有條件的感覺通常與過去或未來有關。當你回想遙遠的記憶（甚至是幾秒前的記憶）或思考未來時，你會感到焦慮、憤怒或快樂。而這些情緒的強度也是有條件的，它的強度由心智決定，包括意識和潛意識的部分。這裡的問題相當複雜，說起來簡直是個大麻煩，現在也沒必要深入探討這些。幸運的是，安樂感非常單純，完全不受因果影響。其實，有一種安樂感過於微妙，無法用言語來定義，但你的心智一定會給它貼上一個標籤。變化是心智的本質，因此，這種微妙的安樂感會被你的心智體驗為不同的風味或色彩，就像大海在不同的日子裡，有時是深藍色，有時是灰綠色。那唯一的安樂感從心智深處反映出來，被認定為平靜、喜悅或靜止。

所以，這種原始的安樂感，其實並不是真正的「感覺」，而是它在心智中留下印記，這些印記被解讀為安靜、美好的感受，能振奮精神並填補空虛的心智。

我來告訴你一個小祕密：**「安樂感」就是「自性」**。沒錯，你的「自性」在你的心智中反映為喜悅、愛與平靜。

很奇妙，對吧？你的「自性」超越了心智的視野，就像為大海染上色彩的陽光超出了你的眼睛所能看到的範圍。然而，「自性」在心智中的最初波動是可以被認出來的，而那就是你感到平靜的時刻。

你明白這個意思了嗎？如果你的「自性」表現出來就是安樂感，那麼你的「自性」就是純然的美好。我們可不能把這顆珍珠隨便丟進泥巴裡。這是一個深度發現，應該徹底去探索。

如果你把「自性」想成是某個「就在那兒」或是位於心智深處的東西，那麼你就還沒有真正明白你是誰；更準確地說，你還不知道自己「是什麼」，仍然認同於你的身體與心智。你無異於那個「安樂感」，記住，自性是無邊無際且永恆的，而你剛剛發現，它是一切的美好，並在心智中反映出這份美好。只有當心智忘記自性時，身體與心智才會感受到痛苦與折磨。當你忘了自性時，就會像一位失憶的國王，在你恢復記憶並重新登上王位之前，將繼續過著貧困的生活。幸運的是，恢復記憶並奪回你的王位恰好是非常簡單的事。

如果把你的心智比喻成一個燈泡，那麼流經它的電流就是純粹覺察。從燈絲散發出來的清晰光芒，就是那向外傳送的安樂感，並且打在代表外在個人心智的燈泡玻璃上。無邊的安樂感光芒穿過心智的玻璃之後，變得個體化，這就是有條件的情感被創造的地方。如果玻璃是藍色的，那麼你就會散發出憂鬱，憤怒也許是紅色的燈泡，而快樂也許是黃色的燈泡。

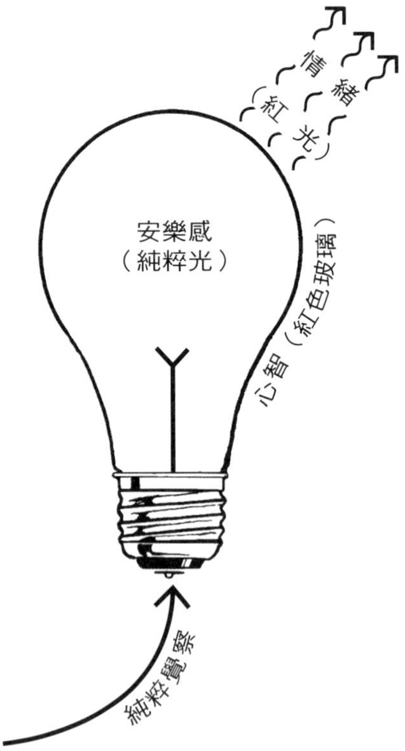

當純粹的安樂感穿過燈泡的玻璃時，會因為燈泡的個體性而有所改變，這就是安樂感變得個體化，並且呈現為憤怒、憂鬱或快樂的地方。

重點在於，安樂感始終是純淨清晰的，它一向如此。無論你外在感受到什麼、思考什麼或做了什麼，你內在始終有著「自性」的清晰反映，也就是安樂感。如果有人只憑你反映出的色彩來評斷你，那麼他們就錯過了你和他們自己最美好的呈現——安樂感。

做覺察振動療法，能夠以安樂感活化心智，心智自然會變得和諧。從那一刻起，它將這份和諧反映到環境中，造福所有人。透過覺察振動療法，我們自然享受當下反映在心智中的安樂感之韻味，同時也學會辨識他人內心的這份純淨。我們跨越他人反映於外在的不完美，看到他們的安樂感散發出來的平和與寧靜，並且看出那也是我們自己的安樂感。在安樂感覺察的層次上，我們真正體會到萬物一體。

我是怎麼發現覺察振動療法的

我們在討論純粹覺察、自性覺察和安樂感上，已經花了不少時間，現在該捲起袖子……什麼也不做了。你應該記得，覺察振動療法是一個消除「動」的技術，使你的覺知就像一片沉到海底的扁平貝殼，遠離日常的煩擾，輕鬆落定於純粹覺察之中。你也會記得，純粹覺察並不特別有趣，因此心智很快就會感到無聊，然後像從海底冒出的氣泡一樣，回到比較活躍的意識層次。

許多技術高超的療癒師，無論他們有沒有意識到，都是在這麼做。他們沉浸於純粹覺察的完美和諧中，但隨後又回到較為活躍的心智層次來執行療癒。為了啟動療癒過程或方法，真正具有療癒力量的覺察——純粹覺察——反而被拋開了。躁動的心智無法從純粹覺察中找到足夠的趣味，於是向外尋求更具娛樂性的活動。

如果這些療癒師能夠找到一種方法，讓自己保持與療癒之源的聯繫，他們將掌握無窮的力量，技術效能也會大為提升。事實上，這樣的過程不僅能有效療癒身體與情緒上的問題，還會成為療癒人生各個層面的範本：包括靈性、社交、教育、環境、政治、身體與心理。那麼，請準備好迎接它的到來！

覺察振動療法正是這樣的技術，它的效果驚為天人。我並不是透過什麼卓越的心智能力或銳利的觀察力而發現它的（認識我的人都會毫不猶豫地同意這一點），事實上正好相反，我是經過多年「努力嘗試」的失敗之後，才發現了這門「不用努力」的藝術（詳見附錄C）。我在內在與外在的道路上都徹底失敗，最終放棄了。就在那個時候，我突然意識到，隱藏的第三條道路其實一直就在眼前。

當我順從當下，停止試圖修正一切時，彷彿打開了天堂之門，天上的太陽如此耀眼，於是我不得不為自己的「第三隻眼」戴上墨鏡。我感覺奇妙極了！當我更仔細地檢視這種妙不可言的感覺時，它變得更強烈。我之所以欣喜，沒有其他原因，只因為我停止了手上的所有事情，並觀察發生了什麼。我沒有試圖去尋找事情發生的原因，心智完全陶醉於當下的情況，而當我一嘗試去分析眼前發生的事，便失去了那份喜悅和無邊的存在感。所以，我停止了分析後，安樂感再次如洪水般湧回。這一切如此簡單而強大，用古印度聖人帕達哈斯塔（Padahasta）的話來說，它就跟掌中的果實一樣分明。

在很短的時間裡，我學會了在日常活動中保持這種安樂感的狀態。一開始進展緩慢，但隨後越來越順利，我能在最具動態的活動中依然體悟到純粹覺察和安樂感。現在，幾乎沒有什麼活動能掩蓋我對安樂感的覺察，而當我失去這種覺察時，也只是一瞬間，隨後，它會本能地回歸，我們就像老朋友一樣再次相擁。

覺察振動療法要怎麼執行？

希望你已經準備好學習覺察振動療法，因為我已經準備好教你了。你準備好了嗎？那麼，我們開始吧！

做準備時，請找一個安靜的地方，坐在一張舒適的椅子上，確保接下來的三十分鐘內不會被家人、朋友、寵物或電話打擾。你可以請別人念以下的指示給你聽，但這個人應該只唸出所寫的內容，不要和你交談。你也可以錄下自己念這些指示的聲音，但記得，在被要求保持靜止並閉上眼睛的時候，要留下一些時間。你也可以選擇聽我在《量子生活練習：覺察振動療法財務、情緒與身體自癒》這套雙光碟中的錄音，網址是：www.QuantumEntrainment.com。好了，準備開始：

舒適地坐好，然後閉上眼睛。讓你的心智隨意游移，持續十五到三十秒，只需觀察你時有時無的想法即可。

現在，開始更加注意你正在思考的內容。內容本身並不重要，只要專注地觀察任何浮現在你心智銀幕上的想法即可。你要專注地觀察，但這並不表示你需要費力地集中注意力，就像貓咪守著老鼠洞那樣，以輕鬆的專注狀態去觀察。繼續以放鬆且專注的心態觀察你的想法，持續一到兩分鐘。

在你完成之前，不要繼續閱讀。我會等你。

你已經專注地觀察你的想法一到兩分鐘了嗎？很好，那我們繼續吧。

當你觀察自己的想法時，或許已經注意到它們變得更安靜，而且幾乎立即放慢了速度，對吧？它們似乎不再那麼吵鬧。隨著你的想法變得柔和，想法也變得更微弱和更少了。不管你的想法在做什麼，都是恰到好處的。無論你的想法是吵鬧還是安靜，都沒關係；你的任務是做一個完美的觀察者。

你只需要放鬆地坐著，看看它們接下來會做什麼。這就是你所需做的一切：安靜且專注地去觀察。

你有沒有注意到，有時你的想法完全停止了？當你的想法變得更微弱時，或許你意識到它們在逐漸消失，而你只剩下純粹的覺察。有趣吧？但我們才剛剛開始。

你是否也注意到，在完成練習的第一部分後，你的身體變得更放鬆，心智也更寧靜了？這些就是體悟到純粹覺察後的美妙益處，無論你有沒有意識到。不久之後，即使你遇到塞車，也能在這個更寧靜、更精細的層次上運作。不過，我們還有更多事情要做，所以讓我們繼續下去：

再次閉上眼睛，以專注、單純的態度，像之前一樣觀察你的想法。這次會更容易些，你可能會發現你的想法很快地平靜下來，甚至完全停止。像這樣專注地觀察幾分鐘，然後留意你的感受。

我一樣會等你。

在那兩、三分鐘內，你有沒有感受到一絲絲靜止、寂靜或平和？你可能也感受到喜悅、愛、同情、歡欣或幸福，而你所體驗到的這種美好感受，就是你的安樂感。

這次當你坐下來閉上眼睛時，我希望你做下列事情：觀察你的想法，等待安樂感浮現到你的覺察中。記住，你的安樂感可能是簡單的靜止或寂靜，也可能是像狂喜那種深刻的感受，任何一種安樂感都不比另一種更好。不管你的安樂感是什麼，你只要輕鬆地觀察它。如果想法回來了，也只要單純地觀察它們。然後，你的想法將讓位給「沒有想法」、純粹覺察，或是你的安樂感。

無論出現的是什麼——想法、安樂感或純粹覺察——都要單純地繼續觀察，別做其他事。這一點非常重要：只要觀察你的想法，並等待安樂感出現。當安樂感進入你的覺察時，要明確且密切地關注它。有時你可能沒有安樂感，也沒有想法，而這就是純粹覺察。你只需在純粹覺察中等待，直到安樂感再次浮現。

＊＊＊

現在你知道這有多簡單了吧？無論你心智的銀幕上出現什麼，你的立場始終不變。你就是觀察者，僅此而已。

永遠不要干涉或試圖控制你的想法或安樂感；相信我，一切都會自動幫你處理好。你需要努力讓自己放鬆或感到平靜嗎？不需要，這一切都是自然而然發生的，一旦你覺察到安樂感，它的智慧會自動為你打理一切。不要讓事情變得複雜，否則你會重新踏上掙扎與痛苦的道路。

現在閉上眼睛，重新進行覺察振動療法，就像我之前描述的那樣。這次持續大約五分鐘。

完成後，緩慢地睜開眼睛，然後繼續閱讀。

你現在感覺怎麼樣？你覺察到安樂感了嗎？你猜猜怎麼著？你的眼睛睜開了，但你仍然覺察到安樂感！是不是很神奇？之前你需要閉上眼睛，進入心智深處才能找到它。

看看現在發生了什麼事：你的安樂感已經隨著你進入日常活動中了。是不是很酷呢？記住，**你的安樂感是無邊無際的，所以它一直都在**，只不過你大半輩子都忽略它了，而且將來你還是會忽略它，但透過定期進行覺察振動療法，你總能在片刻的自省中再次覺察到它。你正在為一個超乎想像的生活打下基礎，不久的將來，你會突然意識到，自己正過著一種充滿喜悅的生活，遠超越你最大的期望。

＊＊＊

現在，我們還沒完全結束。事實上，最好的部分還在後頭。我希望你繼續做剛剛學到的覺察振動療法。

閉上眼睛，觀察在你的心智銀幕上的動態畫面；持續觀察，直到你覺察到安樂感，然後輕輕地觀察它。不要干涉，深深地望著安樂感，如果它轉變成另一種安樂感，你就深入觀察新的安樂感。這樣持續做三到五分鐘。

當你覺得時機合適時，慢慢睜開眼睛，繼續做覺察振動療法。睜開眼睛坐著，輕鬆地凝視前方，覺察你的安樂感，繼續做覺察振動療法。當你的眼睛睜開時，你的想法、安樂感和純粹覺察會同時存在。再持續一到兩分鐘，然後慢慢站起來，看著附近的一個物體，同時覺察你的安樂感；接著，再看著另一個物體，同時繼續觀察你的安樂感。

當你準備好的時候，在房間裡慢慢走動，感受身體的移動，感受你如何在兩腿的移步之間保持平衡，也去感受每隻腳踩到地板時的壓力。當你感覺不到安樂感時，只需透過單純的覺察再次找到它。當你在房間裡慢慢走動時，動員你所有的感官，注意房間裡的聲音，感受空氣掠過臉龐，並用手輕輕撫摸植物或其他物體。調動你的嗅覺和味覺。

在整個過程中，一旦你發現失去了安樂感，便去找回它。停下來，只要單純覺察你的安樂感，感受它如何增強或轉變成另一種安樂感。

事實上，安樂感的強度或種類並未真的改變，你只是變得更能覺察到你的「自性」的無限展現。這才是真正的你；你不再被基於恐懼的自我操控活動所困擾，而是單純地與你的「自性」同在。沒有什麼比這個更重要或更令人滿足的了。

複習：**覺察振動療法**

- **用舒適的姿勢坐著，閉上眼睛，讓你的想法隨意游移十到十五秒。**
- **單純地觀察你的想法，就像貓盯著老鼠洞一樣。**
- **隨著時間過去，你的想法會變得更平靜或更緩慢，甚至可能完全消失。繼續靜靜地觀察任何發生的情況。**

- 很快的，你會產生一種愉悅的感覺——你的安樂感。
- 清晰且單純地觀察你的安樂感。它會變得更強烈，或轉變成另一種安樂感，或者出現新的想法。
- 無論發生什麼變化，都像看電影一樣，單純地觀察它的發展。
- 當你睜開眼睛後，繼續這種單純的觀察。
- 在房間裡走動，與周圍的物體慢慢地互動。
- 當你發現安樂感消失時，只需觀察自己當下的感覺。經過一段時間後，繼續探索其他東西。

第七章

應用覺察振動療法

如果你抑制想法（並且持之以恆），最後你會來到下意識或超意識的領域……並感悟到一個遠比我們習以為常的自我更廣闊的自我。

——愛德華·卡本特（Edward Carpenter），英國社會主義思想家

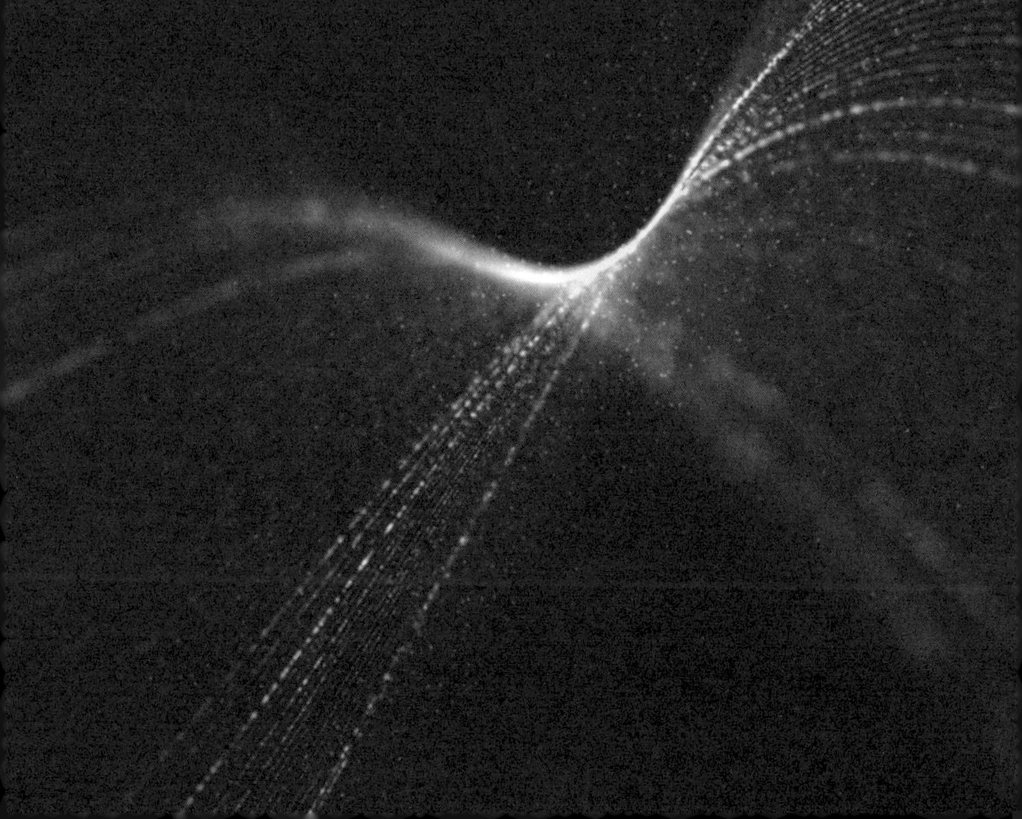

你在前一章學到的技術是基本的覺察振動療法，這是所有相關應用的基礎；這就是讓你能夠覺察到自性所需的一切。不過，如果你想將覺察振動療法應用到生活中的其他方面，例如改善人際關係或消除身體上的疼痛，那麼你需要學會如何將這個基本技術應用到日常情境中，特別是當你想幫助他人享受這種新發現的覺察力量時。

在接下來的章節裡，我會說明覺察振動療法的具體應用，不過，我知道你很想用來幫助他人。為他人進行覺察振動療法既令人興奮又充滿樂趣，因此這裡有幾項基本原則，有助於將你的覺察擴展到世界上。

（作者註：我建議你參考本書後面的附錄A，裡面包含了基本的覺察振動療法「三角測量」。三角測量是學習精煉覺察振動療法的絕佳準備。如果你希望更全面地關注於覺察振動療法的具體療癒應用，那麼我建議你閱讀我的著作《靈性療癒的祕密．覺察振動療法》，它會讓你對覺察振動療法在療癒上的具體應用，有更深入的理解。）

徒手執行覺察振動療法

當你想與他人分享覺察振動療法時，可以選擇徒手執行或遠距執行。徒手執行指的是你實際觸碰到對方，而遠距執行則不需要。很簡單吧？

我們先來看看徒手執行是如何進行的。

靜靜地接近你的伙伴，說明你會輕輕觸碰他或她的身體，整個過程只會持續幾秒鐘到幾分鐘。你也可以這麼說：

休息是萬能的療癒者，萬物都需要休息才能療癒。休息得越深，療癒也越深。覺察振動療法能讓你的身體在極短的時間內達到非常深層的休息，從而促進深層療癒的發生。

現在，把你的手放在伙伴的身體上。你的觸碰應該像手指輕輕碰到眼球那樣輕柔，不要揉捏或按摩你的伙伴，也不要移動你的手。另外要知道的是，手放在哪裡並不重要，即使你不碰觸對方，療癒也會發生。

有些執業者喜歡徒手執行，而有些人偏好遠距執行。或許是因為具備脊椎指壓背景，我比較喜歡在能觸碰的情況下這樣做。我最常把手放在脖子、額頭、下背部和上胸部。我選擇這些地方只是基於習慣，而不是因為有助於療癒。純粹覺察並不需要我的幫助。

用雙手接觸你的伙伴，並且請他／她不要做任何形式的幫助。說道：「放鬆，讓你的心智隨意遊走。」

當你將雙手輕柔且穩定地放在伙伴的身體上後，便開始進行覺察振動療法。然後，就這樣，你什麼也不用做。保持對安樂感或純粹覺察的覺察，或對你心智中任何事物的覺察，就像你在前面學到的一樣。記住，你不是在療癒伙伴，也不是在創造某種療癒能量，只是在進行覺察振動療法，僅此而已。這真的很棒！當你伙伴的身體或心智經歷一場重大的蛻變時，你只需要沉浸在喜悅的狀態中，還有什麼比這樣更好呢？

你可以偶爾移動雙手，但不要太頻繁，因為那或許會令你的伙伴感到些許不安。我建議你先移動一隻手，再移動另一隻手，不要同時移動兩隻手。完成後，只要輕輕退開即可。在這個過程中，你的伙伴可能會像微風中的樹那樣輕輕搖擺，所以務必確保他／她不會跌倒！

覺察振動療法非常放鬆，一個人在釋放鎖在肌纖維中的物理結時，身體可能會做出一些奇怪的姿勢。你只需要在一旁支援，防止你的伙伴摔倒。讓我告訴你為什麼這很重要。

我和幾位朋友曾相約參加一個替代療法展覽，他們帶了一台克里安相機（Kirlian camera），這種相機能拍出人們周圍的顏色，而這些顏色代表他們的情緒。有一位女士剛拍完照片，她向我展示她頭部和肩膀周圍五彩繽紛的氣泡和氣球。

我們聊天時，她問我做什麼工作，我便告訴她有關覺察振動療法的事情。

當人們聽到這個時，最常見的反應是馬上皺眉頭，接著露出茫然的微笑，然後說：

「哦，那很好。」這位女士的反應也不例外，所以我提議為她示範我的工作，她同意了。然而，就在我碰到她的瞬間，她直接往後倒下，如果我沒有事先準備，她可能會重重地摔在地板上。我輕輕地扶著她倒下，幾分鐘之後再協助她站了起來。她說她感覺很好，拿著克里安相機的朋友建議她再拍一張照片。

這次，那位女士的照片中只有一種顏色：一道金色的彩虹從她肩膀的這一端跨到另一端。我不太了解克里安相機的色彩含義，但她和我的朋友們似乎覺得這樣的變化相當有趣。我想說的是，如果當時我沒有準備好接住她，她可能會因為摔倒而受傷。當然，這是個比較極端的情況，因為接受覺察振動療法的人，其中百分之九十九都會隨著肌肉和情緒中的壓力逐漸釋放，感受到一種柔和、輕緩的搖晃。不過，如果你打算為某人執行覺察振動療法，還是要有所準備。

遠距執行覺察振動療法

遠距執行覺察振動療法和徒手執行覺察振動療法幾乎一樣，只是你不需要觸碰你的伙伴。如果你們在同一個房間裡，就不必擔心觸碰不到對方的問題，但如果你的伙伴正在隔壁縣市探望蒂莉阿姨和她那隻三條腿的狗，還順便參觀鴕鳥農場，那麼遠距覺察振動療法正好能派上用場。以下是執行方法。

請讓你的伙伴靜靜地坐著，閉上眼睛，告訴他／她，讓想法隨心所欲地飄移。記得告知伙伴這個過程所需的時間，並請伙伴在結束後，打電話或寄電子郵件給你。你的伙伴也許想要在那種喜悅的狀態中停留一段時間，甚至可能睡著，進而發生更深層的療癒。

無論問題是生理還是情緒上的，你和你的伙伴最好在執行前後各進行一次檢測（你會在下一節學到如何檢測）。

我為世界各地的人執行過遠距覺察振動療法，有時候我對伙伴一無所知，包括他們想要療癒什麼，我甚至不知道他們的名字，但覺察振動療法依然有效，這是因為純粹覺察既不無知也不會迷失方向。

它知道該怎麼做，因為它創造了這個表面上的問題，也知道該往何處去，因為它早已在那裡。我只是這一切的見證者，儘管我的自我會想插手。

遠距覺察振動療法非常有趣，對於執行者和接受者來說都同樣有益。我的妻子瑪蒂娜（Martina）是專業運動員的按摩治療師，她非常努力地讓她的顧客感到滿意。每次她為肌肉發達的運動員做完高強度按摩之後，滿身大汗地走進我的辦公室時，經常會看到我正在遠距為客戶執行覺察振動療法。

我靜靜地坐在一張柔軟的椅子上，感受到深深的喜悅。當她從我身旁走過時，我可以聽到她在心裡嘀咕著，好像在說：「去找份正經的工作吧！」

如果你有豐富的想像力，可以想像伙伴和你一起在房間裡，或是你在他／她的身邊，甚至想像你們在咖啡館見面，一邊做覺察振動療法，一邊喝咖啡。無論如何，在你的想像中，你只需按照當伙伴真的在你身邊時，你會用的方式去進行。

想像自己和伙伴面對面地開始，然後執行覺察振動療法。實際上怎麼做並不重要，最重要的是，你確實執行了覺察振動療法。

你也可以使用替代物來代表不在場的伙伴，比如一個娃娃，只要像對待你的伙伴一樣把手放在娃娃上即可，或者你也可以用自己的身體來替代。

最簡單的方式是坐著，然後把手輕輕地放在自己的大腿上，或其他容易觸及的地方，然後執行覺察振動療法。

你也可以使用照片，或把伙伴的名字寫在紙上。你的替代物甚至可以是另一個人，只要把他／她當作你的伙伴來執行就行，這樣你們三個人都能得到療癒。

最後，你還可以嘗試我所謂的「空氣覺察振動療法」，就像那些忘記帶吉他的空氣吉他手一樣。

所有這些道具其實都不是必要的，它們只是幫你集中精神。所以，不要被誤導以為你需要那個人的照片，或必須知道他／她正在處理的問題。只要記住，純粹覺察會在適當的時間、適當的地點展現適當的療癒。而你，只需要默默地看著這一切即可。

延展覺察振動療法

顧名思義，延展覺察振動療法就是將覺察振動療法的時間延長，不只是執行一、兩分鐘，而是持續更長的時間，最多可達一小時。我通常會把延展覺察振動療法與遠距覺察振動療法結合使用，進行二十分鐘的療程。

延展覺察振動療法讓伙伴（當然也包括執行者），有機會得到更長的時間去接觸純粹覺察，使身心得到更深層的療癒。

延長的療程對於深層情緒創傷和慢性身體疾病特別有益。

你就像進行基本療程一樣地開始延展覺察振動療法。隨著時間過去，當你保持在純粹覺察的狀態時，或許會發現自己的想法開始飄向更微妙的能量層次，並且看到創造性的療癒力量以某種形式在你周圍旋轉流動。或許你還會得到關於宇宙運作的深刻見解，或是找到生活中較粗淺問題的解決方案。

甚至，有時候你會感受到天使、名人的靈魂，或其他干擾事物的出現。

無論如何，你都要抵抗偏離純粹覺察的衝動。記住，你的任務是執行覺察振動療法，保持對安樂感和純粹覺察的覺察，而其他一切都如櫥窗裝飾那樣不切實際。如果你專注於心智最細微的層次，不被外物牽絆，你將獲得超乎想像的收穫。你可以晚一點再和天使玩……我保證。

無論是哪種形式的覺察振動療法療癒，效果都會在療程結束後持續顯現。即使當下似乎沒有什麼變化，但療癒有可能在二十分鐘或二十天之後完成。我通常會在療程結束後，馬上做一次事後檢測，然後跟我的伙伴聊個一、兩分鐘後再檢測一次，我往往能發現顯著的改善。

有一次，在我的一場研討會中，有位女士患有耳鳴長達三十年，我為她執行大約一分鐘的覺察振動療法，她在當下並未感受到任何變化。午餐前，我請她再次檢查自己的狀況，仍然沒有變化，直到當天結束，情況依舊。然而，三天後，她打電話來告訴我，當她醒來時耳鳴已經改善了百分之八十，她感到非常興奮。

所以，記住，不要過分執著於結果。純粹覺察一定能發揮作用，只是幾乎從來不會以你認為的方式去運作。

第一部 總複習

- 每個人都應該思考的主要問題是：「我要如何擺脫控制的想法？」
- 問題在於，我們不需要更多；我們需要的是更少。事實上，我們需要的比「更少」還少。我們什麼也不需要。
- 當你將「無物」的概念與「無物」的體驗結合時，會產生一個非常顯著的效果：它能消除痛苦。
- 自我總是尋求增添一些東西來強化自身的存在；創造痛苦的，正是自我。覺察振動療法技術是利用「減法」來運作的，它讓你的心智越來越少，直到什麼都不剩下。
- 你就是「無物」的純粹覺察，而「無物」是想法之間的空隙。
- 純粹覺察時時刻刻無所不在。
- 想法是從純粹覺察中自然而然出現的，超越了心智的控制。
- 當我們意識到自己不掌控一切時，內心的平靜隨之而來。
- 當我們過著不再渴望控制的生活時，不僅能獲得內在的平靜，外在的生活也會更成功。

- 「自性」在整個宇宙中是獨一無二的，它一隻腳踏在純粹覺察的純粹汪洋中，另一隻腳踏在宇宙的多元表現形式裡。它完全無害，並充滿滋養。
- 我們的心智無法理解純粹覺察或「自性」。
- 「道路」只是給了我們一種往解脫痛苦之路前進的錯覺。
- 達成目標並不能帶來永久的平靜。
- 覺察振動療法實際上沒有造成任何移動，它只是讓你體悟純粹覺察的存在。
- 你的安樂感就是你的自性。
- 安樂感在心智中，反映為喜悅、平靜、靜止、寂靜、無限的愛、至福、狂喜等等。
- 覺察振動療法就是自性覺察，將心智安置於安樂感的喜悅中。
- 自性覺察豐富了生命的每一個層面。
- 任何人都能進行覺察振動療法，這是每個人生來就擁有的權利。

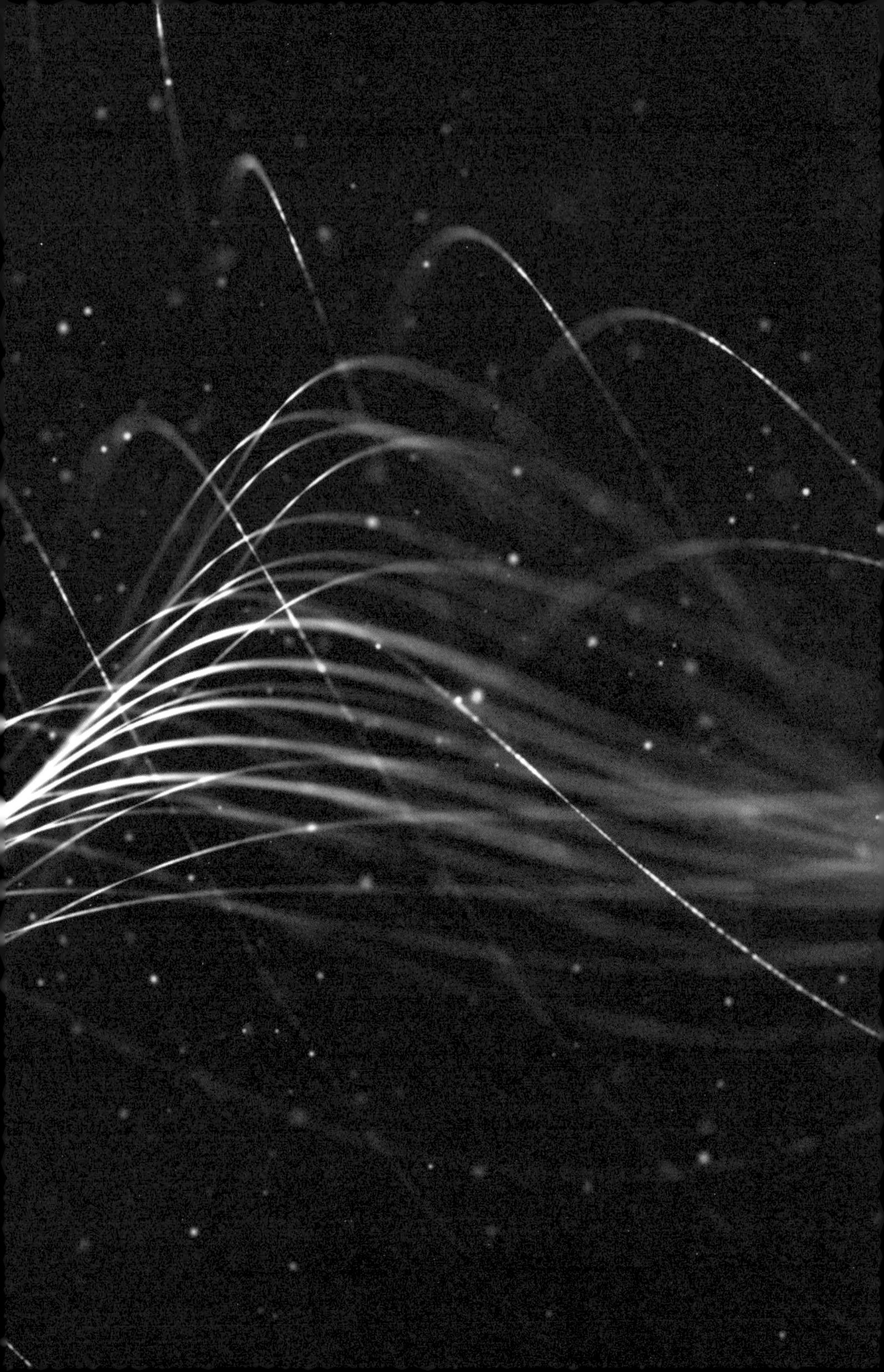

第二部

進入覺察振動的生活

「仇恨的箭也曾經射向我，但它們從未擊中我，因為它們似乎屬於另一個與我毫不相關的世界。我生活在那種孤獨之中，這在年輕時是痛苦的，但在成熟的歲月中卻是甜美的。」

——亞伯特．愛因斯坦（Albert Einstein）

對大多數人來說，學習覺察振動療法是一種啟示。他們意識到，儘管父母、老師、朋友，以及社會、精神或政治領袖告訴他們，要用一生去努力追尋自己所渴望的平靜與滿足，但事實並非如此。相反地，遵循傳統的外在或內在道路，往往最會讓靈魂渴求童年時的那份純真。

當我們第一次體驗到覺察振動療法時，大多數人都會驚歎於其簡單迅速地帶來了深層放鬆與內在平靜，以及隨之產生的外在療癒。此時，我們意識到，這份力量一直都在我們內心，只是靜靜地等待我們去認出它。終於明白天國就在我們內心，而且我們無需做任何事就能獲得，這是多麼喜悅啊。

在第二部裡，你將學會如何在日常生活中執行世俗事務與沒那麼世俗的事務時，享受新發現的內在覺察。你將學會如何在旅行、用餐、走路、做愛、睡覺等各種情境中，保持對純粹覺察的覺察。你還會發現如何療癒自己和他人的情緒困擾，並運用純粹覺察這種撫慰的良藥，來減少和消除身體上的疼痛與毛病。

在你開始練習覺察振動療法時，會逐漸產生一種回到家的感覺；也就是說，你會感受到大自然、人群，甚至是無生命的物體，與你共享一種普遍結合的覺察。凡是你目光所及之處，你都能發現友善在向你回應。

隨著你放鬆和重新接納那長久以來被拒絕的「完整人性」的角色，你的自我將擴展並超越它對權力的需求。

隨著你持續地練習覺察振動療法，你的感官會變得更加敏銳，事物將呈現出更柔和的感覺，就像在微微閃爍似的，彷彿所有東西都充滿了生機。事實上，一切都將充滿了覺察。

當你的感官更加敏銳時，你會在最意想不到的地方發現喜悅：一片枯葉掙扎著脫離樹枝，回歸大地；一個無家可歸的人踏上路緣時的蹣跚步態；或是在交通尖峰時段，從你車子的引擎蓋上升起的熱浪。

純粹覺察無所不在。你在越多地方發現它，便越驚喜地意識到，那是你的自性在對你微笑。

第二部有四個主題：一、心智，二、身體，三、人際關係，四、其他。這些分類並不嚴格，部分內容可能出現重疊。我建議你先閱讀第八章：「療癒負面情緒」，這一章將是後續內容的基礎，並提供其他部分會引用的額外資訊。

接下來，你可以按自己的興趣自由選擇閱讀順序。我建議你完整地閱讀每一章，然後做覺察振動療法練習，經過幾天的應用之後，再重新閱讀那一章，有助於消除你練習時無意間出現的努力或變動。

記住，覺察振動療法的力量來自其簡單性。你添加得越多，或想得越多，它就越沒有效；越少越好，什麼都沒有最好。努力或嘗試皆與覺察振動療法背道而馳，所以，最重要的規則是：如果你做起來沒有輕鬆愉快的感覺，那就不是在做覺察振動療法。

你準備好了嗎？準備好讓我停止比手畫腳、高談闊論，或一直煩你嗎？那你還在等什麼？翻開下一頁，開啟你人生中充滿啟發、令人興奮的新篇章吧。

第八章

療癒負面情緒

心智越是努力掙扎擺脫痛苦，痛苦就越劇烈。

——艾克哈特．托勒

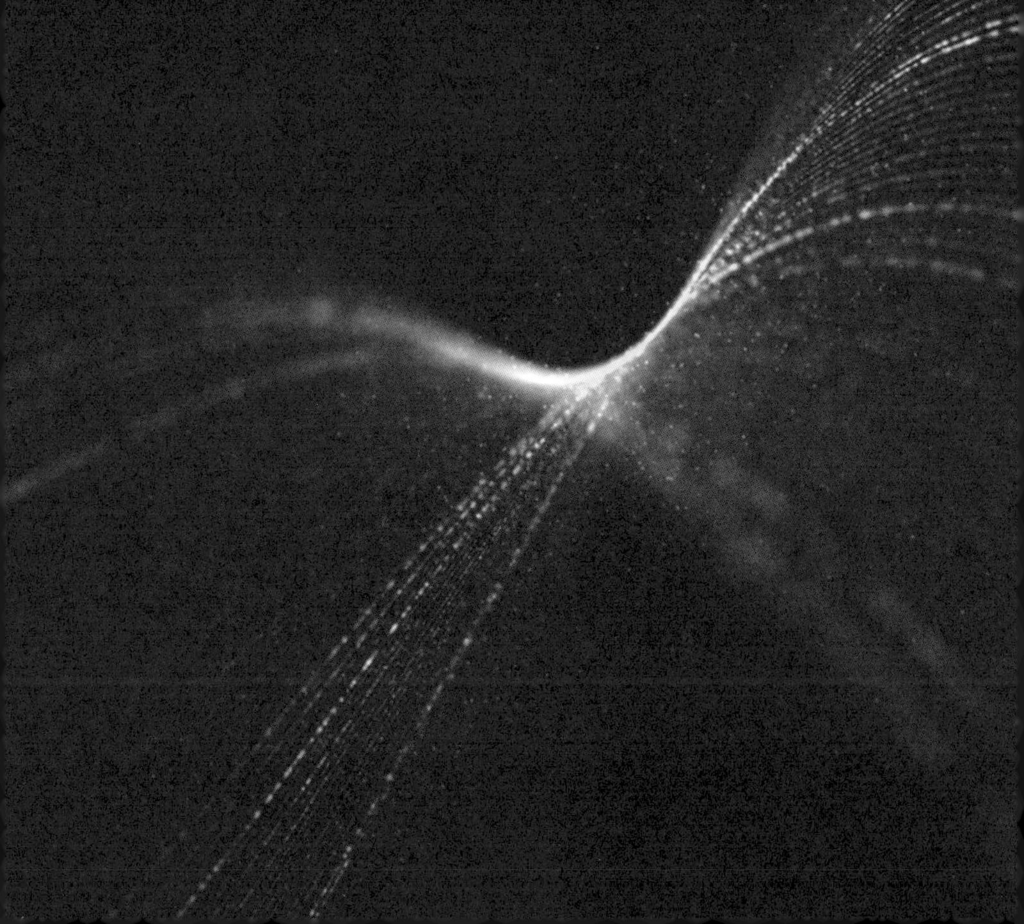

那是盤子破碎的聲音，我反射性地轉頭去看，然後又慢慢轉回來看著坐在我對面的中年婦女。我們坐在一家時尚咖啡館裡的大理石桌旁，這裡是一座寧靜的島嶼，四周擠滿了逃離上午的混亂世界的人們，而那混亂的世界就像一位滿懷期待的父親，在玻璃門外等待著。

坐在我對面的那位朋友來到薩拉索塔市（Sarasota）待了幾週，享受這裡撫慰又溫暖的冬日陽光。我們正聊著彼此的近況，她跟我談她的孩子、工作，還有她一直在對抗的健康問題。然後她把杯子放下，當她再次抬起頭時，那原本閃爍的神采已經消失，而我只是默默等著。

當她打破沉默時，她的聲音變得低沉，心情也顯得沉重了些。她滿懷憂慮地說：「你曾說過，為了擁有內在的平靜，我們必須放棄希望，但希望是我面對糖尿病唯一的依靠。如果我失去了希望，那就什麼都沒有了。」

「『沒有』有什麼不好呢？」我問道。

她不敢置信地看著我。「如果我什麼都沒有，那我……我就什麼也不是。光是想到這一點，就讓我感到空虛和被遺棄。」

她在我眼前似乎縮小了，像是整個人都在向內塌陷。她說：「放棄希望，就是放棄生命！」

「我們來做個小實驗，好嗎？」我問道。「但妳必須信任我，並且完全按照我的要求去做。」

雖然她有些猶豫，但還是同意了。我請她閉上眼睛。她把雙手放在桌上，十指交叉，然後閉上顫動的眼皮。我注意到，在她眼皮的背後，眼睛仍在快速轉動，不願被周圍那撫慰的黑暗所吸引。

「放下妳的希望。」我說：「別讓任何東西取代它，然後告訴我妳的感覺。」

經過幾秒鐘的不安後，她開始抗議道：「我感到害怕、焦慮，非常不舒服。我不喜歡這樣做。」

「停在這裡。哪種情緒最強烈？」

「恐懼。」她輕聲回答。

我溫柔地引導她：「不要逃避妳的恐懼，而是仔細觀察它，全神貫注地感受它。當妳注視恐懼時，它會改變。」稍作停頓後，我繼續說：「現在，當妳注視它時，妳的恐懼發生了什麼變化？」

「一開始它變得更強烈，所以我想睜開眼睛……但現在它像是淡淡的影子，就好像我的意識是太陽，而恐懼正像霧一樣消散！」

「繼續。」我鼓勵她道：「繼續觀察妳的恐懼。」

一會兒之後，我注意到她的呼吸有所變化。「現在妳看到什麼？」我問道。

「什麼都沒有。」她回答道。

「妳還會恐懼嗎？」

「沒有。我什麼都感覺不到。」她重複道。

「就像剛才妳對待恐懼一樣，專注於這個『什麼都沒有』，妳覺得怎麼樣？」

「我覺得十分平靜。」她有些驚訝地說。

我的朋友全身放鬆，臉上泛著光采。她的眼皮不再顫動，眼睛終於平靜下來，它們應該找到了它們所尋求的東西。

我請她睜開眼睛。當她睜眼的時候，嘴角自然綻放著燦爛的笑容。「剛才發生了什麼事？」她問道。

恐懼是一道陰影，它會衍生出其他陰影，比如焦慮、恐懼和悔恨。當心智有意識地逃避這些陰影時，陰影會在潛意識中變得更黑暗。「希望」會讓心智遠離當下，也就是平靜之所在，並誘導心智總是想著未來。希望，就跟未來一樣，是一種假象；希望，就跟快樂一樣，是有條件的。**但平靜是無條件的，而且永遠存在**；無條件意味著它不受事物、觀念和情緒的影響，擺脫了對與錯、生與死等對立的困擾。

「無物」也是無條件的，並且擺脫了對立的想法，它是平靜的根源。我們並不是真的害怕「無物」，而是害怕「無物」的概念。平靜就像電影的銀幕，我們心中的陰影被投射在上面，創造出生活中的幻影。當我們靜心觀察時，就會看穿恐懼的幻影以及它所衍生的錯覺，進而看到那在背後散發的平靜。平靜始終在背後支持著，像一位慈愛的母親，默默地看著她的孩子玩耍。

那天上午，我和朋友聊了許多事情，告別的時刻很快就到了。我們從座位上站起來，環顧擁擠的咖啡館。

我說：「妳依然有糖尿病，但就算沒有希望，妳也能與它和平共處。」

她給了我一個燦爛的微笑，並緊緊擁抱我。然後，我們轉身走出玻璃門，迎向外面那個混亂的世界。

＊＊＊

即使在擁擠的咖啡館裡，一個初學者也能體悟到純粹覺察。這是為什麼？因為這是人類最自然的存在狀態。這是否揭露了大多數人生活方式的一些真實情況呢？我們已經迷失了方向，但純粹覺察就像一個歸航信標，從每一個被創造的事物中散發著平靜。

在咖啡館的對話中，那個信標是恐懼。恐懼就是平靜（沒錯，你沒看錯）。平靜存在於所有情緒之中，無論那是負面的還是正面的情緒。我們通常會避開負面的情緒，去尋找正面的慰藉，這是我們的本性。然而，當我們逃避負面的情緒，像是恐懼、憤怒、悲傷、焦慮或罪惡感時，實際上是在增加這些情緒的強度和持續時間。

我知道這聽起來是違背直覺的，但如果我們想要釋放一種破壞性的情緒，就不能忽視它或逃避它。同時，我們也不應該對它宣戰，那只會讓情緒變得根深柢固，確保它在未來的數年中有一個安全的避風港。

那麼，我們該怎麼做才能抵消負面情緒對我們的控制？其實只要一瞬間，我們就能像放掉氣球裡的空氣一樣，釋放情緒的負面影響。我們既不必逃避，也無需宣戰，而是採取中立的觀察立場。但有一個非常重要的補充：**我們要在「自性」的安全區域裡觀察**。

當我們被喜悅的氣氛包圍時，我們的心智便不會受到情緒創傷的侵害。當心智完全安穩地待在「自性」中時，沒有任何負面情緒能夠滲透進來，因為那是不可能的。你懷疑嗎？那麼，讓我們來驗證一下。

請你舒適地坐下來，然後閉上眼睛。

如果你的生活中有很大的情緒創傷，第一次練習時先挑一個比較小的問題。你很快就能處理那些比較大的問題，甚至會愛上這個過程。

好了，現在，請你在腦海中喚起一個負面情境、記憶或情緒。它可能是最近的事情，也可能是童年的事情，那都不重要。專注於與這個情境相關的情緒，讓它在你的心中變得越來越強烈。

當情緒達到最強烈的時候，在一到十分的範圍內幫它評分（十分代表絕對無法忍受）。當你確定了這個情緒的強度數字之後，放開這段記憶。

現在開始做覺察振動療法，就像你在本書前面學到的那樣，單純地觀察你的想法。記住，情緒也是想法。觀察你的想法或情緒，它們會變得更加平靜，強度也會開始減弱。

繼續觀察，直到它們完全消失且安樂感產生之時。有意識地辨識出你的安樂感，觀察它是如何變回想法、其他安樂感，或是完全消失。這個過程持續一分鐘，或兩到三分鐘，你會知道何時該停下來。

然後，再次喚起之前那個帶來困擾的情緒事件或記憶，像之前一樣，在一到十的評分範圍內幫它評分。

你會發現這段記憶的負面影響已經大幅減弱，甚至完全消失！我最常聽到的反應是：「我甚至無法再喚起與這段記憶相關的情緒了。」

負面情緒就像陰影，當你對抗或逃避它們時，它們會在你的心中變得更強。覺察振動療法就像一盞附有調光器的燈，當你在昏暗的房間裡調高亮度，陰影就會逐漸變淡，然後消失。

隨著純粹覺察之光在你的心中增強，有害的情緒會像幻影一樣消散，變得無害。心智在經歷過覺察振動療法後，會變得輕鬆、有生氣，而且充滿喜悅。

憤怒爆發

當然，我們剛剛是在安全的環境中抵銷了有害的情緒，但當憤怒這樣的情緒突然爆發，並且超出我們的控制時，會怎麼樣呢？覺察振動療法的執行者也是凡人，事實上，當他們重新與「自性」合而為一後，會變得比以前更加人性化。身為人類，意味著在覺察「自性」的同時，依然會經歷各種情緒。

或許你會反駁說：「但是，這不是很矛盾嗎？怎麼可能在自我覺察的同時還會感到憤怒或悲傷呢？」這是一個好問題。還記得我們討論過那位走路緩慢、說話溫文儒雅的聖人嗎？他只是聖人眾多面貌的其中一種而已。聖人有各式各樣的形象，就像那些「尚未實現自性」的人一樣（我不確定這是否為正確的詞，但你知道我的意思）。至少當你做到自性覺察的時候，開始把自己看作聖人。當你達到自性覺察的境界時，就是聖人，所以不要試圖否定這一點。

當你完全處於自性覺察的狀態時，會注意到你依然有情緒——喜好、偏好和欲望——但這些情緒只是在雷達銀幕上的短暫閃現，是純粹覺察汪洋中的漣漪罷了。問題在於，當你暫時忘記你的自性，被悲傷或憤怒這樣的情緒籠罩時，該怎麼辦？

舉個例子，萬一你的心智被憤怒占據了，你能做什麼？什麼也不做。假如你被憤怒的火焰緊緊纏繞，在它鬆開之前，你什麼都做不了。你試圖阻止憤怒或為此感到內疚，只會讓情況變得更糟，但當這些情緒全面爆發的時候，你也無力阻止。

當你被任何情緒擊垮時，不要反抗，只需要觀察即可。憤怒、焦慮和悔恨的輪子會猛烈地轉動，但純粹觀察比你能做的任何事都更快地讓這些輪子減速。這就像被困在暴風雨中一樣，你只需待在原地，觀察並等待烏雲散去。

當天空開始放晴時，再做一次覺察振動療法，那些黑暗的情緒就會像正午陽光下的霧氣一樣消散。

定期執行覺察振動療法，能大幅減少情緒創傷的強度和頻率，隨著時間的推移，就像達賴喇嘛一樣，你也會發現情緒風暴中的怒濤已經化為平靜池塘上的漣漪。

協助他人療癒負面情緒

當你將覺察振動療法應用於有情緒困擾的人身上時，會對自己的能力感到驚訝。覺察振動療法能將情緒從創傷中牽引出來，而那些曾經遭受過的痛苦，最後只剩下淡淡的痕跡。下面要告訴你，如何運用覺察振動療法來幫助他人處理情緒困擾：

就像你對自己做的那樣，讓伙伴閉上眼睛，盡量讓他／她把情緒強烈地呈現出來。接著，讓他／她在一到十的範圍內評估情緒的強度（十分代表完全無法忍受）。過程中，你可以選擇站著或坐著，依你的喜好即可。

然後，把你的手放在伙伴身上。記住，手放的位置並不重要，使用指尖、手掌或手背皆可。我個人喜歡使用手掌和手指，也常將手放在伙伴的頸部、下背部、前額和上胸部。正如我提過的，選擇這些位置並沒有特別的原因，純粹是我的習慣，對療癒效果毫無影響。

用你和伙伴都感到舒適的方式來練習情緒覺察振動療法。二到五分鐘後，讓伙伴重新檢測情緒強度。如果你是遠距進行，就指導他／她在結束後自行檢測。

情緒覺察振動療法與延展覺察振動療法結合使用時的效果特別好。延長覺察振動療法的時間，以確保伙伴有更充足的時間，從覺察振動療法的深層靜謐中，緩緩地回到他／她即將重新投入的活躍世界中。

淺談意圖

近來，許多人對於「意圖」在能量療癒技術中的重要性產生了極大的興趣。有些人強調意圖極為重要，必須非常精確。還有人認為，意圖必須無懼或滿懷愛意地盡情表達出來。看起來，這是有許多規則和限制存在的，而隨著時間的推移，關於如何設定意圖的規範變得越來越多，或許會讓你開始感到焦慮，不知道如何正確地使用。似乎越是強調控制的療癒技術，對意圖的精確度要求就越高。舉例來說，如果你渴望擁有新房子，那麼可能會被要求想像你想要的房子中的每一個細節，甚至精細到電燈開關的顏色和花園大門的吱嘎聲。

經常有做過其他著重意圖的技術執行者問我，覺察振動療法的意圖應該如何設定。答案其實很簡單：覺察振動療法中的意圖是隱含的，也就是說，只要你或你的伙伴知道需要修復的問題，意圖就已經存在了。當伙伴對你說「我膝蓋痛」的時候，對你們來說，顯然目標就是讓疼痛消失。這就是意圖——簡單、扼要、無需刻意，它甚至可以是一個短暫的想法，像是「疼痛消失」。

由於覺察振動療法並非能量療癒技術，因此你無需過度在意意圖，事實上，你甚至不需要確切知道伙伴的困擾是什麼。在進行情緒覺察振動療法時，這一點尤其明顯。

儘管覺察振動療法並非能量技術，但它仍然會產生能量，否則就不會帶來療癒或財務、關係上的改善。關鍵在於，覺察振動療法的執行者並非在能量層面進行操作。

覺察振動療法一旦開始，就不需要再做其他的事情。

當你想要規劃一趟穿越陌生城市的旅程時，必須非常精確地計畫。你需要自己安排行程，確保油量充足，車況良好；上路後，還需要時刻留意時間、天氣、交通狀況、街道標誌和地標，同時在不熟悉的環境中駕駛。另一種選擇是，你也可以選擇搭乘計程車，讓司機帶你四處遊覽，你就能輕鬆地享受旅程。純粹覺察就是你的「計程車」，它知道你想去哪裡，也知道如何帶你順利抵達目的地。

第九章

創造力與突破創造的阻礙

我們對自己命運的瞭解，不比茶葉對東印度公司的命運瞭解的多。

——道格拉斯・亞當斯（Douglas Adams），

英國廣播劇作家和音樂家

有人知道靈感從何而來嗎？給你一點提示？靈感就是想法，對吧？而想法源自——純粹覺察；因此，靈感來自於純粹覺察。

靈感是一種創造力的表現，因此必然來自一切創造的源頭。由此可見，如果你想變得更具創造力，那麼接近純粹覺察會是個不錯的選擇。

儘管乍聽之下這有些奇怪，少一點行動（即多休息）卻是行動的跳板；我們隨處可見這個原理的應用，但通常只注意行動的部分。比如說，我們先有充足的睡眠，之後才能進行活動；心臟在休止期後會再度跳動；眨眼時，眼睛會先閉上再張開；每次吸氣和呼氣之間都有短暫的停頓；大地在冬季裡休養生息。我不禁納悶，正在擴張的宇宙有一天是否會逆轉，縮回到完整且全然的覺察中。

另一個休息與活動的原理也很明顯：休息得越深，活動得越有活力，最明顯的例子就是睡眠。當你的睡眠淺且不安穩時，通常你在隔天不會有最佳的表現。

我們也可以用方向來解說這個原理，當我們想在某個方向施加影響時，必須先朝反方向推進。我們通常不會以這種方式看待生活，但仔細觀察就會發現其中的道理。

舉例來說，如果你想從椅子上站起來，第一個動作是什麼？你會用手和腳向下施力，對吧？如果你想建造摩天大樓，就要先挖一個地基；想釘進一枚釘子，必須先把鐵鎚朝反方向揮起來；如果你要射箭，就必須先把箭往後拉。

如果你想建造更高的摩天大樓、把釘子釘得更深或讓箭射得更遠，就必須挖更深的地基、將鐵鎚舉得更高、把箭向後拉得更遠。你可以想像，如果一棟二十層高的大樓地基只有三公尺深，會發生什麼事。

純粹覺察是你所能獲得的最深層休息。能覺察到純粹覺察，便能帶來最具活力的活動。所以，純粹覺察也存在於任何活動的反方向。

記住，**純粹覺察是非活動狀態，因此它總是少於你所進行的任何活動。最深層的休息與最具活力的活動，皆源自於對純粹覺察的覺察。**

這些道理顯而易見、直接明瞭，但在談到創造力時，我們似乎完全忽略了這項原則。我們的心智通常處於非常活躍的狀態，一個接一個地不斷產生各種想法，日復一日、年復一年，直到身體／心智最終回歸到它所誕生的覺察之海。

我們在一生當中，很少關注和尊崇純粹覺察及其在創造力中的角色，但若沒有純粹覺察，就沒有創意或創造力。

我們提升創造力的方式就如同射箭。射箭時，我們把箭一點、一點地往後拉，直到完全拉滿，靜止不動。此時，箭是靜止的，但充滿了潛能。那麼，射箭手要怎麼做才能讓箭射向目標？他所要做的一切就是瞄準和放鬆，一旦箭被完全拉滿、靜止並對準目標，所有的物理力量便會齊聚支持，使箭矢準確無誤地飛向靶心。

創意源自於心智在純粹覺察中被完全拉滿且靜止的意識，而混亂心智的意識只是被稍微拉開，因此，產生的思維和行動也較為薄弱。

不難發現，現今多少毫無意義、不理性且帶有傷害的行為，充斥在我們周遭。依據混亂的心智行事，就像只把箭往後拉幾公分便放手，結果箭無力地落在射箭手的腳邊。

我和朋友唐（Don）在大學時一起上過射箭課，他在掌握射箭所需的精細動作技巧方面遇到不少困難。我們的教練同時也身兼籃球隊教練，對於那些缺乏基本運動能力的人沒什麼耐心。他不斷地向全班指出唐的缺點，有時甚至揮舞著手臂大聲吼叫，就像在籃球場上比賽一樣。

有一天，教練特別煩躁，要求每個人都要精確地完成動作。但是，大多數人的箭都射到箭靶周圍的地上，只有少數幸運的人真的射中靶子。

那天，唐特別堅定地想射中靶心，好讓教練對他刮目相看。他深吸一口氣，將弓拉到極限，屏住呼吸，雙臂像剛出生的小牛腿一樣顫抖著。我們其他人小心地站在遠處，唐瞄準後鬆手射箭，結果，箭無力地掉在他腳邊，弓從他的手中彈出來，向前跳了幾下，旋轉著掉落在離他足足三公尺遠的地方。

教練臉色脹紅、雙眼凸出，揮舞著雙手，怒氣衝衝地跺著腳走出射箭場。我們紛紛感謝這位倒楣的射箭手，因為他幫我們轉移了教練的怒火，讓我們那天提早下課。

我很想針對這個故事提出一些特殊或深刻的見解，但現在不適合，我只是在寫有關射箭的事情時，這段記憶突然湧上心頭，所以想和你分享。現在，讓我們把唐和他的弓箭留在射箭場上，回到創造力的正題上吧。

關於想法、薄弱的想法，以及從反方向尋求滿足的所有這些討論都很好，但這有實際價值嗎？當然有！當我們領會到純粹覺察時，就可以變得更有創造力，或者更準確地說，讓創造更輕鬆地流經我們的心智。

值得慶幸的是，我們已經知道如何做到這一點。不過，稍微調整一下也無妨，讓我們更深入探討，如何在生活中激發更多創造力吧。

如何播下創造力的種子

這個過程相當簡短，所以請不要眨眼，不過你可以閉上眼睛，舒適地坐著。

在進行覺察振動療法之前，先回顧一下所有與情境相關的關鍵點。譬如說，你寫作遇到瓶頸、找不到合適的色彩來做畫，或者你未完成的音樂創作突然沒了靈感。

就讓心智去感受你所認為的失敗，清晰地看見自己卡住的地方，然後放下。現在，坐下來進行覺察振動療法。觀察你的想法，看著它們逐漸淡化、消失，並且被你的安樂感取代。

繼續觀察你的安樂感，它會變得更加飽滿。此刻，趁著你完全沉浸在安樂感裡時，想一想你要創造的事物。你只需產生一個單純的意圖、圖像或想法，然後退後一步，觀察會發生什麼事。譬如說，你可以想著「作品完成」或「畫布充滿色彩」。

一次就夠了！不要攪亂清澈如水的純粹覺察；在完全覺察自性的狀態下，一個精巧的意圖就已經足夠。然後，觀察和等待。

接下來會發生兩種情況：一是解決方案立刻出現，你的問題就解決了；二是什麼也沒有發生。如果你沒有立即得到答案，可以選擇多停留在那種飽滿的狀態一會兒。有些人認為創造力源於痛苦的觀點，但其實不然，**創造力綻放於飽滿的自性之中**。如果你決定非得割掉自己的一隻耳朵，至少在去急診室的路上做一下覺察振動療法吧。

由於創造力源自於你的自性，因此你應該花些時間來認識自性。進行延展覺察振動療法，對提升創造力的效果會更好，五分鐘、十分鐘，甚至二十分鐘都有所幫助。

在延展的過程中，不需要重複你的意圖，但你可能會發現自己的心智正慵懶地從各種角度檢視問題。你不要主動去做這種檢視，就讓它順其自然。

記住，不要干涉，只要觀察。解決方案可能會慢慢浮現，但最後幾乎總是在一瞬間像靈感湧現般冒出來，而且從來不是以你預期的方式或時間出現。

如果創造力沒有立即出現，就表示當你徜徉在安樂感中所投入純粹覺察之海的那顆想法種子還在萌芽中。它正在組織和集結所有與你關注之事相關的創造力量，答案即將到來，你只要在享受安樂感的同時等待和觀察就行了。如果在這次練習中沒有得到答案，就休息一下，稍後再做一遍。

這是激發創造力萬無一失的有效方法，但一開始可能需要一點時間，主要是因為你的心智一直想讓某些事情發生。我可以保證一定會有答案，但絕不是你預期的方式，所以放輕鬆，慢慢來。假如答案真的如你所料，那就稱不上是創意了，不是嗎？所以，一旦你把問題放入那片富饒的覺察之土，就別再去理會它。

如果你持續檢查自己的意圖，就會像是每天挖出種子看看它有沒有發芽一樣；當你不斷地打擾它，它永遠都不會成長。你要做的就是放鬆，好好享受在幸福汪洋中的喜悅。

創造力何時才會降臨呢？有時它如靈光乍現般隨即出現，有時則是當天晚些時候或隔天才會出現。往往，當你越來越不去尋找答案時，它反而出現得更快。

當我寫作時，經常因為找不到適當的詞，或者不知道如何用貼切且易懂的語言來表達想法而卡住，大多數時候，我會暫時讓目光避開螢幕。我發現，安樂感總是耐心地等待著我去覺察，而那個詞句、想法或答案便迅速且完整地出現了。

舉例來說，關於「想法就像箭矢」的概念，是在我的想法停止，短暫地瞥向無物時所自然湧現的。我釋放的想法種子是：「我該如何用射箭的比喻來說明心智中的運作？」然後，我幾乎立即看見想法像飛鏢一樣從純粹覺察中射出來，每一支都正中靶心，總共只花了四秒鐘。

在許多工作日中，特別是當我因寫作而感到心力交瘁，並且因長時間坐著而背部有些僵硬時，我會走到客廳的沙發上躺下來。

有時，我躺下不到一分鐘，靈感便突然湧現，所有拼圖的碎片完美地組合在一起，我便興奮地回到電腦前，迫不及待地把這些概念轉化為文字。這種快速轉變的唯一問題是，我才剛開始放鬆背部，就已經重新回到座位上了。

有一次，我在電腦前苦思一個特別複雜的概念，花了太長的時間之後，才決定換一個輕鬆的方法。我走向沙發，帶著沉重的感覺躺下，我不只是為了尋求身體的放鬆，也想為困境找到解答。

然而，我躺在沙發墊上，原本預計至少要躺幾分鐘，但此時答案卻立刻浮現於腦海，我隨即跳起來，回到鍵盤前。我的自我已經習慣於放下有意識的控制，如今很享受純粹觀察所帶來的成果。

何時播下創造力的種子

活躍的心智整天都在播種，我們稱之為欲望。如果我們長時間傾聽內心的喋喋不休，就會發現其中充滿了評判和欲望。

在意識心智的表層和比較脆弱的層面上，許多想法都是針對我們想要什麼以及如何取得。這是因為在這個層面上，我們與純粹覺察的連結是被隔絕的，於是向外尋求，從人、事、物和想法中獲得滿足。

無論這個層面的欲望多麼強烈，行動力都是薄弱的，欲望的滿足難以實現；或者即使實現，往往也需要付出大量的努力和意志力。

除了對所有人都有益的欲望，安於純粹覺察的心智幾乎沒有其他欲望。「欲望」這個詞其實太強烈了，這些悸動更像是偏好。

不安定的心智會說：「我真的很想擁有那輛紅色跑車。」而安定的心智會想著：「它看起來不錯。」並且欣賞它，而不需要擁有它。這種心態可以省下車錢、油費和保險費。因此，許多活躍於心智中的強烈欲望，只要掠過混亂想法並潛入其下方，便能在純粹覺察的深處變得安穩，因而得到滿足。

如果你喜歡繪畫、音樂、寫作或舞蹈等藝術活動，那麼你已經熟悉所謂的「進入狀態」。透過覺察振動療法，你可以克服那些因創作靈感枯竭而受挫的時刻。在寫作中，這被稱為寫作瓶頸，但我從未遇過這種情況；有時，我會因為不知道如何表達或是提不起勁而感到糾結，但只要我坐下來，就能寫作。

為什麼呢？因為我讓內容從純粹覺察中，透過我的安樂感流瀉出來，而「我」只是記錄下這一切。

如果你處於創作低潮期，可以每天頻繁地進行覺察振動療法，然後變得比平時更加活躍。你可以去散步或跳舞，之後靜靜地坐下來進行覺察振動療法，你會驚訝於你的創意開始源源不絕地湧現。也許你需要隨身帶著紙巾，來吸收多餘的創意靈感。

如果你要解決的是數學或工程問題，創造力的運作原理也是相同的；先熟悉問題的細節，然後將它們拋給安樂感的寧靜秩序。

科學和技術史上充滿了這樣的例子：許多人在白日夢中或在即將入睡時，找到了問題的解答。例如，苯環的發現者弗里德里希・奥古斯特・凱庫勒（Friedrich August Kekulé），曾歷經數個月試圖解開苯的分子結構之謎，最後他放棄了，疲憊地坐在客廳的壁爐前。他不再強迫自己去努力思考，隨意地望著火焰慵懶地纏繞和舔舐劈啪作響的木柴，就在那寧靜的狀態中，答案突然浮現於腦海。他看見一團火焰像蛇一樣地盤繞，咬住自己的尾巴。凱庫勒心想：「啊哈！苯是環狀結構。」於是，這個結論就這樣誕生了。

答案正是在凱庫勒平靜的心智中，在那井然有序的靜謐中逐漸形成，並悄悄地浮現在他無私無欲的意識中。

他很幸運，恰好在那樣的情境下坐在火爐前。而你更幸運，因為你擁有覺察振動療法，可以隨時進入純粹覺察中，在飽滿的安樂感中徜徉，讓生命的力量加速為你效力。

所以請記住，當你遇到任何棘手的問題時，先回想一下問題，然後做覺察振動療法。當你覺察到安樂感時，輕鬆地準備好答案的出現，然後在飽滿的安樂感中無欲無求地等待答案浮現。

幫助他人克服創造力阻礙

如果有人正好遇到創造力危機，你也可以提供協助，讓他們思考想達成的目標，然後由你執行覺察振動療法。最理想的情況或許是「延展遠距覺察振動療法」練習，但這完全取決於個人情況。

無論是不是遠距練習，延展覺察振動療法可能是使創造力恢復自由流動的最快途徑。你會發現，自己的創造力也隨之開啟。

第十章

身體療癒計畫

在任何時候，你的健康都是從你的意識中散發出來的所有正面與負面悸動的總和。

——迪帕克．喬普拉（Deepak Chopra），印度裔美籍醫師

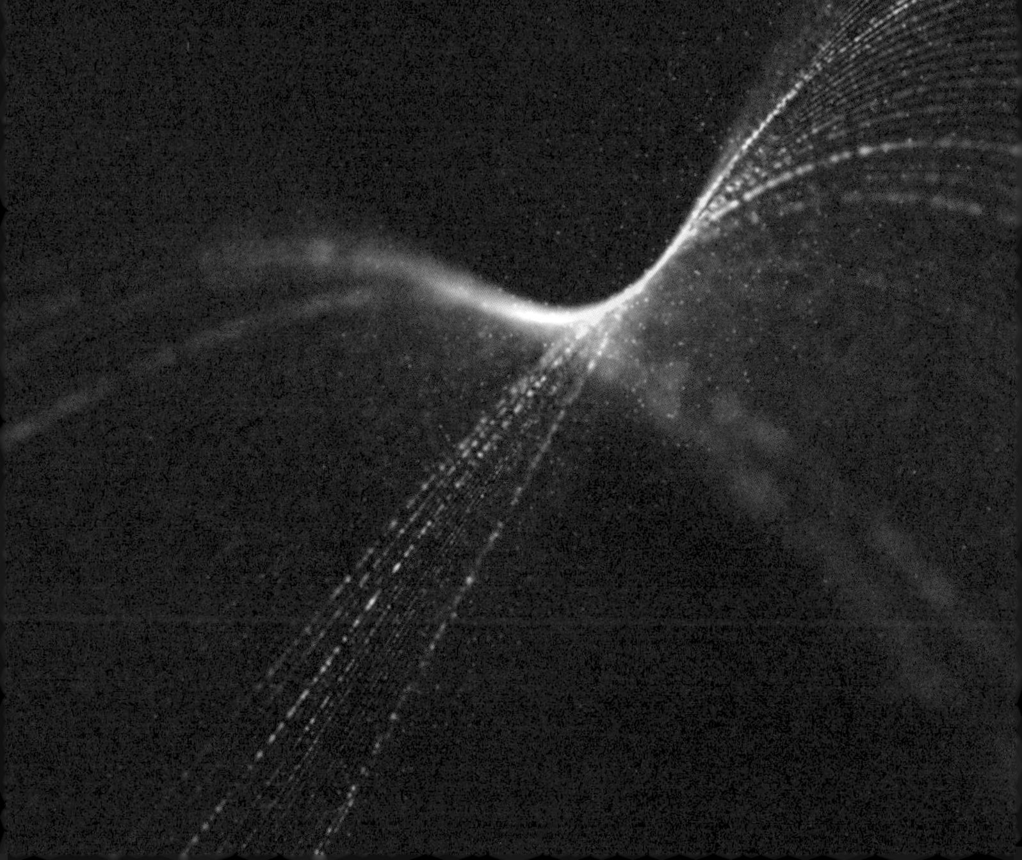

僅憑純粹覺察和輕柔的觸碰就能治癒身體，聽起來像是科幻小說的情節，但這絕對是一種真實且觸手可及的能力。覺察振動療法是人類覺察領域中令人振奮的創新，它能在短短幾秒鐘內促進迅速且深層的療癒。如果你是運動教練、物理治療師、按摩師，或任何習慣於傳統徒手療法的專業人士，請準備好迎接驚喜。如果你是內科醫師、骨科醫師、急救技術員、脊椎指壓師、針灸師、護理師，或任何醫療領域的從業人員，請準備好迎接驚喜。如果你是保險理賠人員、警察、職業婦女，或任何其他身分的人，也請準備好迎接驚喜。為什麼呢？因為覺察振動療法實在令人驚歎。

為什麼會這樣呢？因為我們相信了老師、父母和同儕對我們說的「生命是有限的」，但覺察振動療法開拓了我們的視野，打破了曾經束縛住我們想像力的桎梏。我們一直擁有深層且有意圖的療癒能力，只是被灌輸了相反的觀念。覺察振動療法開啟了一種全新的思維方式——或者更準確地說，一種全新的存在方式，因為在覺察中，一切皆有可能。然而，這一切的證明就在於結果，沒有任何東西能比人體更深刻地呈現療癒覺察的證據。

你本來就是人類，所以已經擁有治癒身體疾病的「設備」，我所說的設備，就是你體悟純粹覺察的能力。所有的人類都擁有這種覺察能力，但你擁有得更多，可以讓你立即展開療癒。你已經了解了覺察振動療法，現在只要幾分鐘，透過一些簡單的指引，你就能治癒扭傷的腳踝、頭痛、背痛、網球肘和踢傷的腳趾。你唯一的限制是你的想像力。

在開始之前讓我們先了解一下，當我說你在進行療癒時，實際上發生了什麼事？當你執行覺察振動療法來消除坐骨神經痛的症狀，或減少扭傷膝蓋的腫脹和瘀青時，並不是在進行療癒，只是在做覺察振動療法，而療癒的過程完全在不需要你介入的情況下自然而然地完成。這是它唯一能發揮作用的方式，所以別因此自滿或沾沾自喜。那些在你的引導下發生療癒的人，或許會認為你是一位偉大的療癒師，但別讓他們這麼想，你就像「無物」一樣，什麼也不是，而這是人類所能得到的最高讚美。幾個世紀以來，人們總是把療癒視為自己的功勞，但看看那為我們帶來什麼樣的結果。所以，別傻了，別再這麼想。做覺察振動療法——讓療癒自然發生。

這裡有一個例子，說明覺察振動療法是多麼容易學習，以及即便是第一次使用也能產生顯著的效果。里克（Rick）分享了他的故事：

在聽說覺察振動療法之前不久，我意識到自己有一節頸椎（第三或第四頸椎）明顯錯位。我感覺到橫突幾乎懸浮在我的右肩上。伴隨這種情況的，是在平躺並把頭轉向左側時，會出現強烈的眩暈。那種眩暈非常嚴重，以至於我覺得自己快要昏過去了，我擔心如果我真的昏倒了，沒有人會發現我。

我下載了電子書《靈性療癒的祕密・覺察振動療法》，然後把自己當成實驗品。我把食指放在書中建議的位置，同時設定了「頸椎完美復位且不再眩暈」的意圖。我只做了幾分鐘的覺察振動療法，然後就停止了。那天晚上睡覺前，我伸手檢查了一下，驚訝地發現我的頸椎明顯更接近中間了！第二天早上醒來時，我平躺著再檢查一次，我的頸椎已經完全復位了，但當我把頭轉向左側時，眩暈感仍然存在。不過，我現在清楚地感覺到左耳後方的顱骨底部有一個非常痠痛的點，我直覺地知道這就是我眩暈的根源。我對那個點進行了覺察振動療法，從那時起，我再也沒有經歷過任何眩暈。

我也和幾位朋友一起做過覺察振動療法，而且對效果十分滿意。我甚至遠距為女兒進行覺察振動療法，結果成功緩解了她的偏頭痛。

里克的經歷並不罕見。我從世界各地收到許多類似的故事。令人難以置信的是，這種對抗疼痛的強大方法對人類來說相當自然，因此能輕鬆地從書中學會。

* * *

我想談一下為自己做覺察振動療法的情況。有些人對自己的問題進行覺察振動療法時，成功率比為他人做時要低。原因在於，當你試圖治癒自己時，很難真正地放下，讓自性發揮作用。當你為自己的身體毛病做覺察振動療法時，不可避免地會不斷檢查，看它是否起作用。

還記得種子的比喻嗎？如果你一直挖出種子來檢查，它是永遠不會生長的；如果你總是在尋找結果，也就無法療癒。你所需要的是做覺察振動療法，然後在心中「放下」。里克對他的頸椎進行覺察振動療法後便去睡覺了。在心中「放下」，不過就是如此。

如果你想為他人引發療癒，只需要讓你的意識直指目標，並扣下純粹覺察的扳機。假設你打電話給朋友，問她要不要一起打幾局網球。她說她不能，因為在走下路緣時扭傷了腳踝。你說：「我馬上過去！」

當你到達時，你的朋友正把腳抬高放在凳子上，腳踝下放了一個軟墊，她的腳踝嚴重瘀青和腫脹。你請她站起來，試著走幾步，讓你看看傷勢有多嚴重。她站起來之後，用沒受傷的腿保持平衡。她倚靠在你的肩膀上，小心翼翼地把受傷的腳跟放在地上，嘗試稍微承受一些重量。她因為疼痛而驚叫一聲，馬上縮回來，並且用不可思議的眼神看著你，好像你瘋了似的，竟讓她用那隻腳走路。她沉重地嘆了一口氣，臉上露出一副無奈的神情，然後又把腳踝放回凳子的軟墊上。

你把另一張凳子拉過來，坐在她受傷的腳踝旁，用雙手和手指輕輕地環繞著她的腳踝，然後，接下來呢？你告訴我吧！你已經知道了。

按照你在本書前半部學到的方式，開始為她進行覺察振動療法。就是這樣，僅此而已，故事結束了。

把你的雙手放在適當的位置，尋找你的想法，並觀察它們，直到它們逐漸慢下來，然後停止。接著，你的安樂感會輕輕飄入你的覺察中。輕鬆地覺察你的安樂感、想法，或者純粹覺察的無物——無論浮現在你心智中的是什麼。在你這麼做的過程中，就發生療癒了。

沒錯，只要幾分鐘，你就能感覺到指頭下的腫脹在消退，深紫色的瘀傷開始變淡。當你持續觀察你的安樂感時，你的朋友可能會覺得她的症狀加劇，疼痛和抽動可能會暫時增加，但很快就會轉為舒緩。她會告訴你，那抽動的疼痛幾乎消失了。她試著轉動腳踝，眼睛瞪得大大的，顯露出驚訝的神情，驚呼道：「我可以轉動腳踝，而且不會痛！你看，腫脹也消失了！」

你再次請她站起來，試著用受傷的腳走路。她先是露出難以置信的表情，但很快就消失了，因為她能毫不疼痛地轉動腳踝。

你幫助她站起來，她小心翼翼地將腳跟放在地板上，再稍微施加一些壓力，然後把整隻腳平放在地上。接著，她開始將重量放在這隻腳上，並開始走動，她的步態幾乎恢復正常了。

你告訴她，接下來的一、兩天，療癒作用會自動持續進行，而且只要她感覺舒適，就可以多用那隻腳。雖然你的朋友還不適合打網球，但她說晚餐由她請客，於是你們一起去吃壽司。

你朋友的腳踝只需做一次覺察振動療法就能驚人地迅速療癒，而且，你還可以做後續的導引，使療癒變得更快、更深入。你需要馬上跑到她家去執行覺察振動療法嗎？當然不需要，因為你知道如何進行遠距覺察振動療法，它在遠距離中的效果跟徒手執行覺察振動療法一樣好。

讓我問你一個問題：你的意圖是什麼？你可能沒有特別的意圖，對吧？你不需要有意圖，因為意圖是隱含的。你們彼此都知道需要做什麼，所以你甚至不必在心裡有意識地形成這個想法。我做的覺察振動療法大部分都是沒有明確意圖的，我不知道我的伙伴想要什麼幫助，或是他／她提過，但我很快就忘記了。記住，你不需要形成明確的意圖。純粹覺察相當聰明，它創造了你和這個世界，以及更多更多，而且它做到這一切時並不需要你的幫助。很酷吧？

我想這一點很明顯，但在這裡還是需要說明一下：當情況需要時，務必諮詢合格的醫療專業人員。不要拿自己或他人的健康冒險，這兩者並不互相排斥。在你求診看病的同時，也可以進行覺察振動療法，這樣一來，你就能面面俱到。如果你需要服藥，覺察振動療法不僅能幫助藥物更有效地發揮作用，還能減少或消除藥物引起的副作用。保持安全，聰明行事。

第十一章

提升運動表現

越是強調完美，完美就越遙不可及。

——哈利達斯．喬杜里（Haridas Chaudhuri），印度哲學家

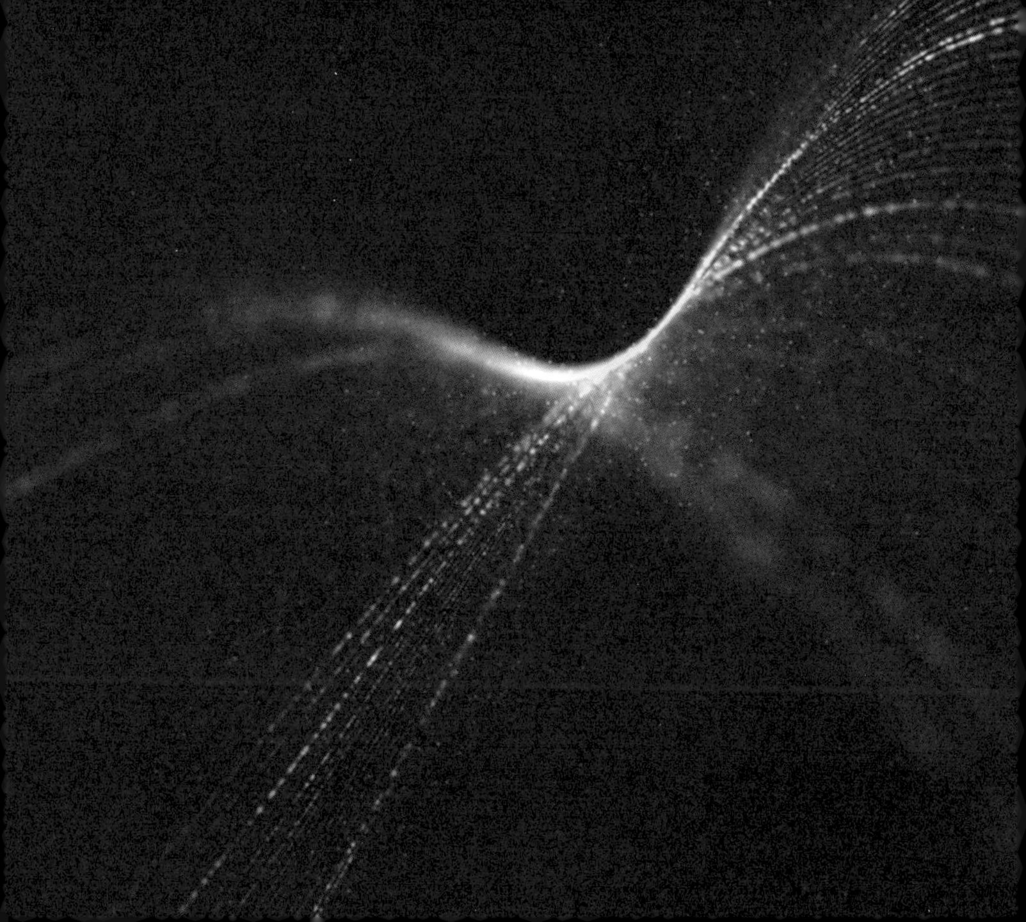

我非常佩服運動員能夠用他們的身體做到的一切。我一生都在參與各種運動，也熱愛在挑戰身體極限時所感受到的感覺。我喜歡在訓練中磨練技巧，然後在比賽中看著它自然且完美地展現出來。運動員同時也需要保持高度敏銳的心理狀態。

我了解當一個非凡的運動身體受傷時，對心理所造成的壓力。事實上，大多數運動低潮多半來自心理層面，而非身體層面。

覺察振動療法能有效處理心理／情緒和身體問題，當然，即使對完全健康的運動員來說，覺察振動療法也是無價之寶。

療癒運動傷害

我認為，我們不需要詳細討論覺察振動療法在療癒身體不適方面的能力，只需說明每個運動員（無論是職業還是業餘）都應該知道如何執行覺察振動療法。在療癒軟組織損傷方面，覺察振動療法尤其出色，例如肌肉和韌帶的扭傷／拉傷、椎間盤損傷，甚至是神經組織的修復。而且，越早應用覺察振動療法，受傷部位的療癒就會越深、越快。

想像一位足球運動員，比賽才剛開始不久，他就在奔跑中拉傷了腿筋，然後倒在地上抓住大腿上部痛苦地翻滾著。他立即敏銳地感受到疼痛，想法像憤怒的蜜蜂圍繞在痛苦周圍亂竄。

不久後，這位球員的想法停止了瘋狂的嗡嗡聲，開始平靜下來，他的安樂感慢慢進入到意識裡，疼痛和痙攣隨之減緩。他微微跛著走下球場，坐在板凳上。隊醫將雙手放在球員的大腿上，和這位球員一起做覺察振動療法。

幾分鐘後，隊醫用繃帶包紮他的腿，並讓球員繼續為自己做覺察振動療法。二十分鐘後，這位球員便回到球場，完全沒有任何症狀。

這聽起來很瘋狂嗎？其實並不會。我們的身體擁有非凡的自癒能力，那是一種用來修復受損組織的極其卓越的能力。現今我們對於療癒的看法太有限了，我們對療癒的想像實在可悲，只要我們相信這種狹隘的看法，它就會一直那麼可悲。

我們的潛能遠遠超越了目前的生活狀態，但令人驚訝的是，我們不需要經過世世代代的進化，才能成為超級自癒者，我們只要將意識轉向純粹覺察就能做到。而且，當越來越多人都這麼做的時候，其他人就會更快地放棄與此相反的信念。一旦他們的偏見消失，不僅我們的身體能更有效地療癒，我們的心智、情緒、人際關係，甚至是環境也能得到療癒，我們還在等什麼呢？

這裡有一個例子可以說明我要表達的意思。

我的妻子瑪蒂娜是一位受過歐洲體系訓練的按摩治療師，她的工作中有很大一部分是針對職業運動員。有一天早上，她接到了一位網球選手的電話，對方在球場上熱身時傷到了背部。他描述了自己的症狀，並詢問瑪蒂娜能不能幫他做治療性的按摩來緩解疼痛。瑪蒂娜答覆，她無法替急性狀況做治療，但她的丈夫有一種特殊的技術可以幫助他，並向他解釋了覺察振動療法。這位網球選手說，不管聽起來多麼「古怪」，只要能夠消除他的深層疼痛，他願意做任何嘗試。

當我們來到這位年輕人的公寓時，我看出他為了減輕疼痛而採取的姿勢（為了減輕疼痛而彎曲或傾斜），這顯示出他可能有椎間盤突出的情況。我做了一些骨骼方面的檢查來確認我的初步判斷。他站著的時候，身體幾乎呈四十五度角向前和向右彎曲，完全無法站直；他把右手撐在彎曲的膝蓋上來支撐身體，我要他幾步路時，他幾乎無法移動腳步。

擔任脊椎治療師的多年經驗告訴我，要消除疼痛並讓他恢復到能夠接受治療的狀態，至少需要幾天的臥床休息和治療；若要讓他回到網球場上，則需要幾個星期的時間。他證實了我的懷疑，表示這種情況以前曾經發生過兩次，每次都需要臥床幾個星期。他告訴我們：「這次的疼痛是迄今為止最嚴重的。」受傷已經過了幾個小時，所以我立刻展開覺察振動療法。

那時他彎腰站著，用手撐在膝蓋上，幾乎呈對折姿勢。我將手輕輕地放在他的背部，開始做覺察振動療法。

過了三到四分鐘，我請他站直。他看著我，好像我是從火星來的一樣，然後迅速瞥了瑪蒂娜一眼，似乎在說：「看妳把什麼瘋子請進我家？」

我們兩人都鼓勵他試著站直，他慢慢地把支撐在膝蓋上的手沿著右大腿往上移動。起初他顯得有些猶豫，但他的背部在疼痛沒增加的情況下逐漸挺直，他的信心也逐漸增強。事實上，他的背部越是挺直，他的眼睛就睜得越大，這真是一幅美麗的畫面。他幾乎站直了，而且沒有疼痛。

我請他再次回到彎腰的姿勢，然後又為他做了一到兩分鐘的覺察振動療法，接著再次請他站直。這次，他充滿自信地站了起來，完全挺直了。

我們離開時，他笑得很開心，我們也叮囑他要保持輕鬆，直到確定可以回到球場上，屆時再預約運動按摩的治療。兩天後，我們接到他從網球場打來的電話，說他正在打幾顆熱身球，完全沒有疼痛或不適。

覺察振動療法在治療運動傷害方面的價值是無庸置疑的，不僅速度快、效果好，且不具侵入性。它不會引起疼痛，也不會對受傷的組織造成任何的進一步損傷，太完美了！

身體與心智的協調性

什麼叫做提升運動表現？這意味著要增強身體與心智之間的協調性。但什麼是身體與心智之間的協調呢？我們為什麼一開始就需要身體呢？這些問題聽起來很愚蠢嗎？那我們來看看吧。

大多數人生活在一個不需要太多體力挑戰的世界裡。我們不需要為了生存而爬山、設陷阱捕獵或投擲長矛。我們在年輕時學會了大部分的基本生存動作技能，然後在餘生中靠這些技能過活。但是，運動員選擇提高賭注，他們不斷地挑戰自己的身體，將其磨練成精密的工具。

運動表現始於心智，心智是所有想法的容器。我們透過感官向外觀察這個世界，感官印象進入我們的心智並且被處理；然後，如果我們決定執行某些必要的動作，我們的身體就會做出反應來完成這個動作。當然，這是非常粗略的簡化描述，但對於我們在這裡的討論已經足夠了。

心智就像是駕駛員，而身體就像是車子。你的身體是你意識的載具，它帶著你的意識四處行動，使你的意識能透過感官來體驗，增加你對所處世界的相關知識。當意識被自我驅使時，你會被恐懼所驅動，無法真正享受這段旅程；這就像在車陣中行駛，覺得每輛車都企圖撞你一樣。然而，當自性坐在駕駛座上，你的身體和心智就會放鬆，也能輕鬆地做出反應。

運動方面也是如此。安穩地處於自性之中的運動員能夠放鬆，身體也能自然地做出反應。你會聽到以自性為中心的運動員這樣形容自己的表現：「我進入狀態，我的身體表現得毫無瑕疵，我感到十分平靜。」

當運動員擁有自性覺察時，他們的動作流暢自然、不受拘束，受傷的機率也比較低，他們常常感覺自己的身體就像自動駕駛一樣。在自性覺察的狀態下進行比賽，那種愉悅感是輕鬆自然的，是人生中最大的快樂之一。

許多運動員因為錯誤的理由而成為職業選手；他們看到了一個機會，能夠做自己熱愛的事情並因此獲得報酬。但是，如果他們未能在賽場外培養自性覺察，最後他們的注意力會不可避免地放在名聲或財富上，很快就會失去比賽的樂趣。

他們短暫地綻放光芒，隨後便迅速熄滅。自性的韌性被交易成充滿稜稜角角的艱辛生活。在這方面，覺察振動療法提供了一種平衡，能夠調和個人與職場生活，同時保護運動員心中因比賽而產生的喜悅。

以下是一位這類運動員的故事。朱利安（Julian）在競爭激烈且壓力巨大的職業網球賽中，始終保持對生活的熱情和對運動的興奮感。朱利安來自德國，參加的聯賽組別是三十五歲以上。但是，某一次他在疲憊的狀態下參賽，艱難的情況使他的膝蓋受傷，令這一切都受到了威脅。以下是朱利安親口講述的故事：

我是三十五歲以上組別的職業網球選手。到了年底，我感到精疲力盡，非常疲憊。當時，我打網球而傷到膝蓋，我的一條韌帶斷裂了，那條腿甚至無法觸及地面。我用冰敷和消炎藥來治療，但經過一週的治療後，膝蓋仍然沒有好轉，我的醫師建議做核磁共振檢查。就在那一週，我遇見了金斯洛醫師，他為我的膝蓋做了大約五分鐘的覺察振動療法，我立刻感覺稍微好些了。當我要求再多做一點時，他告訴我，我可以自己來。在閱讀了他的著作《靈性療癒的祕密・覺察振動療法》之後，我開始為自己的膝蓋做覺察振動療法。

做了幾天之後，我體驗到安樂感。每次我執行覺察振動療法時，我膝蓋的感覺都在好轉，我知道我的膝蓋正在自我療癒。我每天都做覺察振動療法，四十天後，我完全不再感到疼痛。現在，我正在參加比賽，而且贏得了比賽，我的膝蓋完全沒有任何不適。

為我的膝蓋做覺察振動療法，帶來了更大的好處。自從我學會如何使用覺察振動療法，我生活中的各方面都變得更好了，每當我需要的時候，都能立即找到內心的平靜。作為一名職業運動員，為了發揮自己最好的狀態，我非常依賴內心的平靜與安寧。自從使用覺察振動療法之後，我幾乎每天都能感受到那股流動。然而，今年夏天，我開始感受到前所未有的順暢，在比賽時，我感覺到一種無比的平靜與力量，這讓我在比賽中達到新的高峰，並為我的內心帶來極大的喜悅。

朱利安不僅透過覺察振動療法克服了膝蓋損傷，還意識到當他擁有自性覺察時，在比賽中所感受到的喜悅也能在球場之外實現。他持續保持自性覺察，後來發現覺察振動療法顯著提升了他的競爭優勢。二〇〇七年和二〇〇八年，朱利安成為歐洲冠軍，並且在二〇〇八年擊敗了所屬年齡組中全球最強的選手。

＊＊＊

朱利安正在實現我對所有運動員的願景：在運動中以及運動外都能自我療癒。但這個願景不僅止於此，無論我們是運動員、電腦高手、執行長，還是商店店員，將覺察振動療法融入生活，必然能使我們超越人間的艱難處境，讓我們無拘無束地做真實的自己，去做自己喜愛的事情。

第十二章

空間漫步

大自然！我們被她包圍和擁抱，令我們對她難捨難分……她沒有語言或言辭，但她創造了舌頭和心智，透過它們來感知和表達……她即是萬物。

——歌德（Goethe）

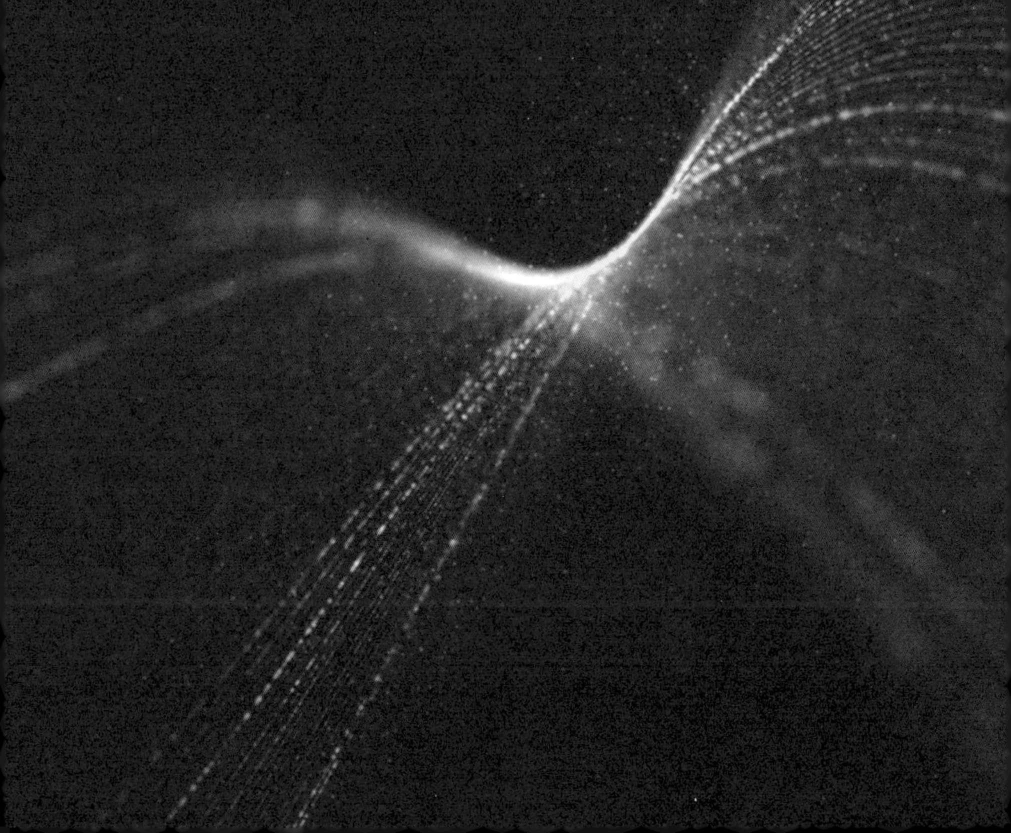

走路對於身體的復元非常有益。我們跳動的心臟和循環的血液，會將充滿能量的氧氣注入到我們的組織中，並清除那些引起身心不和諧的毒素。大多數人不知道的是，走路對於我們的另一顆心——我們常稱之為靈魂或精神的那顆心——也是一項極佳的運動，我稱之為「空間漫步」，其益處遠遠超過在公園裡的普通散步。讓我來解釋一下。

對於一般行人來說，「空間漫步」看起來和平常一步接著一步的走路沒什麼區別。但是，對於空間漫步者而言，內心卻彷彿與宇宙交響曲、麻雀的鳴唱、風拂過草地的聲音，以及每一個生命心跳的節奏十分和諧。聽起來不可能嗎？一點也不。「空間漫步」不僅是可能的，而且只要知道方法，其實非常簡單。

當我們在日常生活中穿梭時，我們的感官會被周遭的事物吸引，而心智則被各種想法占據。舉例來說，當我們走進一個房間時，會注意到房間裡的物體，看到蒂莉阿姨正愜意地躺在沙發上享受午睡時光，一旁的桌子上有一個咖啡杯。然而，房間裡還有一樣很寶貴的東西，卻很少被注意到：那就是空間。沒錯，就是簡單且無所不在的空間。

當我們把注意力放在空間本身，而不是界定空間的物體時，奇妙的事情便發生了：我們的心智開始慢下來，身體也隨之放鬆。然後，我們眼中所見之世界盡是奇妙與美好。只要認識到空間的存在，我們的生活就變得豐富無比。原因如下：

聖賢和科學家都告訴我們，萬物皆源自於無物。或許你記得戴維．玻姆這位被愛因斯坦視為量子力學領域頂尖的理論家之一。他提出「隱秩序」的概念：萬物皆來自於無物，就像蜘蛛織出蜘蛛網一樣。從這個無物中誕生了生命的基本建材：波。波形成了粒子，粒子組成了原子，然後原子構成了分子，分子再進一步構成星星、汽車和棒棒糖；這就是基礎版的創造論。我們看到的一切，皆源自於最初的無物。

當我們開始覺察到這個無物時，就彷彿回到自己出生的地方，這種回家的感覺滋養著我們的身體和心智。這種感覺十分美好，而且——我們待會兒就會看到——對我們有莫大的好處。

空間並不是無物。它只是兩個物體之間的空隙；空間裡可以包含著空氣、無線電波、氣味、塵蟎、水蒸氣等等。但對於心智而言，空間代表著無物，因此，我們可以將空間視為通往至福與和諧的門徑。讓我們穿好鞋子，一起學習如何空間漫步吧。

從在愉快的環境中輕鬆散步開始。在散步的同時，不要注意鳥兒、汽車或植物，而是去留意這些東西之間的空間，找到樹木之間的空隙、樹枝之間的空隙，然後尋找葉子之間的空隙；不要看著雲朵，而是注視雲朵之間的廣闊空間。無論你看到哪兩樣東西，都去注意它們之間的空間。

你也可以利用聲音來尋找空間。注意聽自己雙腳均勻落在地面上的聲音，然後找到腳步聲之間的寧靜——也就是空間。注意遠處警笛的聲響，專注地聽，直到警笛聲消失在寂靜的空間裡。空間無所不在，你所要做的就是覺察到它，便可以開始空間漫步。

你明白這個概念了嗎？很好，現在你已經準備好進入最後一步，這是空間漫步最重要的一部分。一旦你找到空間，不要把它視為一個可以被辨識的物體；如果你只是單純地辨識它，心智很快就會感到厭倦。心智喜歡壯麗的景色和充滿挑戰性的問題，好讓它能全力以赴，但空間並不是其中的任何一種。

在此提供一個訣竅，它是發現你的靈魂並充實你內心的魔力：一旦你找到空間，便像凝視濃霧般專注地注視它，等待看它裡面會浮現什麼。仔細觀察每個空間的深度與廣度，不僅要注意你所見到的，還要留意你所感受到的。沒錯，在兩個物體之間的空間中找到你的安樂感，它會融化你的心。

以下的電子郵件摘錄自剛開始做空間漫步的南希（Nancy）：

在我們今天早上的對話之後，我出去跑步。我對自己身體的流動的覺察變得更敏銳：上半身的轉動與下半身的輕鬆動作相互配合。我不需要任何熱身運動，就這樣愉快地開始跑起來。這樣的運動是如此美妙，竟讓我感動得熱淚盈眶。在這次經歷中，最奧妙的現象是我經過的所有動物都沒有避開，天鵝、白鷺和蒼鷺在我經過時溫柔地注視我。在這美好的一小時裡，有好幾次我強忍住喜悅的淚水。我注意到空氣不再「只是空氣」，而是柔和且活生生的存在，就在我周圍輕柔地流動著。

南希算得上是一位空間慢跑者。當然，你可以在任何活動中進行空間漫步，包括打網球、溜直排輪，或者僅僅是坐著看著蒂莉阿姨享受片刻安眠的幸福。這就是我們生命中每一刻之間的空間。

或許你還記得，為了學習覺察振動療法，我讓你做了一點空間漫步。在你學會如何睜著雙眼靜坐並保持安樂感之後，你站起來，在房間裡慢慢走動，仔細觀察東西。即使你的注意力集中在物體上，你的心智仍充滿著純粹覺察，因此你領會到那些純粹覺察也在這些物品中振動。觀察空間相對來說更容易入門，但隨著你的心智逐漸充滿了純粹覺察，它在面對空間或實體時會感到同樣自在。

剛開始進行空間漫步時要慢慢來，隨著你學會掌握住空間中的寂靜，可以逐漸變得更積極些。許多人在做空間漫步之前會先做覺察振動療法，這有助於提醒心智注意想法之間的空隙。從這個地方到觀察和感受物體之間的空間，距離只有一小步。

看看你能在多少活動中加入空間漫步的練習，你可以考慮做空間工作、空間烹飪，甚至空間刷牙。享受那個過程，但要經常練習。隨著時間推移，這一切會變得毫不費力，到那時，你也會成為那個強忍住喜悅淚水的人。

幫助他人學習空間漫步

你可以藉著和他人一起做空間漫步，並向他們描述你的做法來教導他們。確保他們一開始能保持安靜，並且盡可能不閒聊。你甚至可以在出門前，先在家裡做一次覺察振動療法。如果你真的想要增加樂趣，可以帶領一小組人一起做空間漫步，純粹覺察在群體中更容易被感知。要在群體中完全避免閒聊幾乎是不可能的，所以可以安排一個保持靜默的時段，之後再進行簡短的討論。三到八人的小組是理想的規模，如果人數更多，可以分成兩組進行。

這個練習對於孩子們特別有價值，如果你帶著一群孩子做空間漫步，可以鼓勵他們在體驗的過程中隨時分享他們的感受，而不用等到正式的討論時間再提出來。孩子們天生對空間充滿好奇，你甚至可能從他們身上學到一些關於空間漫步的樂趣。

第十三章

性、愛情和普世之愛

在性愛結合的開始時，專注於最初的火焰，並在過程中保持下去，避免最後只剩餘燼。

——《濕婆經》（*Shiva Sutras*）

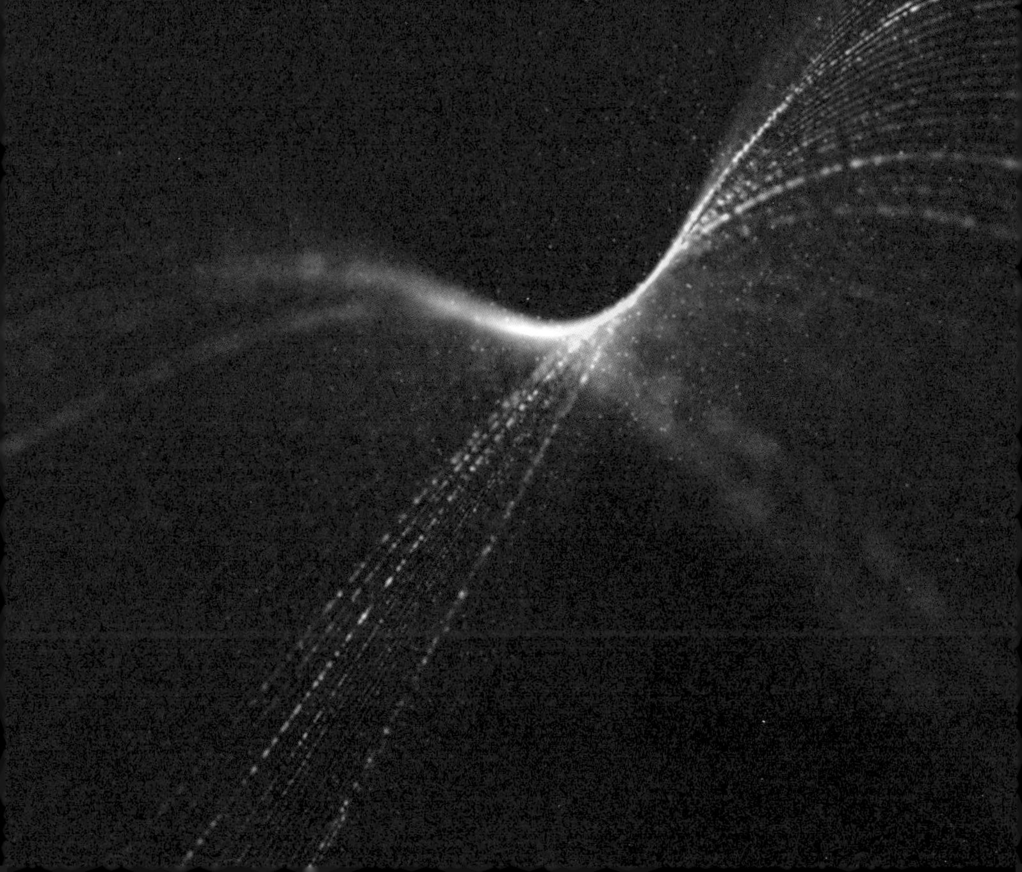

自從第一個穴居人用木棒把他的伴侶敲昏，並拖進他那像平房般大的洞穴以來（當然，那是在她開始種植矮牽牛並讓他建造白色籬笆之前），愛情就一直是個引人關注和討論的話題。

我說的是「愛」，但也可以輕易地說成是「性」，因為這兩個字經常被互換使用。我並不是心理學家、科學家或脫口秀主持人，在愛情問題上並非專家，但我曾經墜入愛河不止一次，應該算是有一些經驗。不管怎樣，現在就讓我針對性、愛情和普世之愛這個話題發表一些拙見。

首先，我想釐清性與愛之間的關係，看看它們之間是否真的存在差異。接著，我想比較性、愛和普世之愛，而普世之愛是追求救贖之路上的每位靈修者的終極目標。

「性」是我們最強烈的原始驅動力之一。在這個話題上，我認為自己無法再為已經存在的大量資料庫增添太多內容。令人驚訝的是，一個如此簡單的三個字母的單字「SEX」，竟能引起這麼大的騷動。我曾在佛羅里達州薩拉索塔的大沼澤地大學教授解剖學和生理學，當課堂上的集體意識開始偏離主題時，我只要在黑板上寫下「SEX」這個字，二點三五秒內就能吸引所有學生的注意力，正如廣告業裡常說的：「『性』有賣點。」

性是生物學上的驅動力，它內建於我們的大腦中，以確保物種延續。然而，性的意義似乎不只是依靠單純取樂的衝動，來刺激我們不斷重複這個過程，好讓人類在地球上繁衍。鑑於目前的人口過剩問題，很遺憾我們並沒有附帶一個「重置按鈕」——但這是另一個故事，以後再說。

「性」是墜入愛河中不可或缺的一部分。當我們看到對自己有吸引力的人時，我們的感官會刺激大腦釋放性激素，我們因此變得性興奮並因為生理上的釋放而感到滿足，或是我們會感到溫馨，而這正是許多人所謂的「愛情」前兆。

這種溫馨的「浪漫愛情」，在新關係的最初幾個月裡可能令我們難以自拔，我們也許深陷於熾熱的愛戀裡，在它的魔力之下，做出改變人生的決定，比如私奔或是加入馬戲團，成為飛刀表演的夫妻檔（抱歉，我不是故意要揭露我的個人經歷）。無論如何，我想說的是，從性的生理行為中，人類往往會對伴侶產生強烈的情感，我們將這些情感統稱為「愛情」。

事實上，「性」是衡量一段關係是否順利的一個極佳指標，比如說，當一段關係出現問題時，性親密往往是首當其衝的犧牲品。另一方面，當伴侶之間的關係非常融洽時，性欲會不由自主地浮現在腦海中，並且很快去「身體力行」。這些欲望會持續存在，直到日常生活的枯燥乏味再次澆熄了欲望的火焰。

當新戀情的情感舖天蓋地般襲來時，我們會覺得這種情感永遠不會有結束的一天，以為自己會永遠這樣愛著對方。然而，任何曾經墜入愛河的人都可以證實，這種「新戀情」

的感覺不會長久。那種奇妙無比、轟轟烈烈、如火箭般衝進愛情世界的激動感受，終究不會一直持續下去——這是不可能的。以下便是原因。

浪漫的愛情，不論是否源於性結合，都是有條件的愛。事實上，「做愛」這一詞本身就暗示了，愛情是經由性行為產生的。愛是性結合的條件，不過，浪漫的愛情還有很多其他層面，它取決於許多因素，包括美貌、外形、功能性，或是某些觸發心理反應的特質。這些特質一旦被觸發，我們會聽到自己說：「我不知道為什麼自己愛他，我就是愛上了。」詩人和詞曲作家總是不厭其煩地歌頌崇高的愛情，他們也許會這樣說：「她的頭髮如晨曦的金光閃耀，她的眼眸溫柔如發光的慈悲之潭，她的微笑讓我感受到生命的光輝。」或者簡單地說：「我喜歡她走路的樣子，我喜歡她說話的方式。」

當我們的伴侶做出體貼的舉動時，有條件的愛情便會增強；當他們沒有這麼做時，愛情便會減弱。事實不就是如此嗎？那最初的幸福感會隨著時間和情境的變遷，逐漸被更實際的愛所取代。壓力、憤怒、怨恨、沮喪、焦慮、恐懼、絕望、憂鬱，以及情緒過度反應，這些都會削弱我們去愛的能力；就算我們懷著再崇高的意圖，愛情的餘燼也會慢慢冷卻。根據政府統計，超過百分之六十的關係最終會走向結束。消耗殆盡的關係可能因習慣而繼續維持，或者就此終止，接著，我們便迫不及待地去尋找新伴侶，來填補有條件的愛所留下的空缺。

重點在於，有條件的愛是由某些事情激發或引起的：抱著孩子、照顧寵物、無私地奉獻、愛撫情人、鍛鍊身體、祈禱、冥想，等等。人類能做出許多行為，然後這些行為會在體內引發化學變化，強化愛的感覺，這正是使愛情變得有條件的原因。靈性領域裡有句話恰好反映出這種有條件的情況：「你所得到的，終將失去。」我們因某種原因得到愛，也因某種原因失去愛。

有條件的愛與條件緊緊相繫，而條件總是在變化。誕生之物終將消逝，基於條件而誕生的愛，也注定消逝。

然而，在有條件的愛之下，還有一種更深層的愛。我們無法重拾新戀情在頭幾個月裡的那種激情，原因只有一個：我們注定要追尋遠比有條件的愛更充實、更重要的東西。這種愛是無條件且普遍的，它是所有靈性追求的基礎，但即使是最虔誠的修行者，也無法單靠努力去得到它。它是一種實際且原始的愛——普世之愛。

普世之愛無關性別，它既不屬於男人，也不屬於女人，更不屬於兩者之間的結合。有人說，這種愛來自心智，柔和且充滿崇敬。據說，當你愛得夠深時，就會超越肉體的愛，與普世之愛合而為一，這種觀點通常被稱為通往開悟的奉獻之道。

開悟是「活出普世之愛」的另一種說法，但每當有人提出通向任何「普世什麼」的某種道路時，我就會感到有些疑慮。如果某件事情是普遍的，例如無限的愛，那它必定總是無所不在，對吧？如果普世之愛無所不在，那你還能去哪裡找它呢？無論你在何方，普世之愛就在那裡。道路無法帶你去你所在的地方，你知道的。

你瞧，**只要你懂得如何接納它，普世之愛早就在那裡等著你**。你不需要任何道路或過程，只需要覺察到自己所處的當下，對吧？這是因為普世之愛也在你所在之處。

進入普世之愛的關鍵，不在於你要做什麼，而是在於不去做什麼。不去做，能讓你心中的塵埃與雜念沉澱下來，而當心智安定下來時，會發生什麼事？沒錯，普世之愛便呈現出來了！

一段愛情關係的真正目的，不是讓你更深愛對方，而是讓你覺察到普世之愛。正如我們所見，浪漫的愛情隨著條件的變化時起時落。有條件的愛所承諾的是一種幻影，但普世之愛的承諾根本不存在。沒錯，**普世之愛什麼都不承諾，它在此刻已然圓滿無缺，否則它就不會是「普世」了**。我們所缺少的，只是對這一點的領悟；一旦領悟之後，我們便圓滿了，並在當下的圓滿中認知到所有平凡中的美好。

一旦我們覺察到普世之愛，性和有條件的愛仍然會是我們日常生活的一部分，但其中有一個極大的不同點。當我們以普世之愛為基礎時，性與愛、家庭、財務，甚至生與死，都不再是彼此分離的事件，它們成了同一首交響曲的一部分，每一個音符本身就美妙動聽，也為整個樂章的完整性錦上添花。如果我們只聽到單獨的音符，便會錯過整部作品的和諧；當我們覺察到普世之愛時，便能意識到各種生活的混亂中所隱藏的旋律，而且覺察到普世之愛是件很容易的事。

覺察振動療法能輕鬆誘發對普世之愛的覺察。當想法逐漸精煉然後漸漸消逝，它便以安樂感的形式重生，這是普世之愛初現時的光芒。隨著你的練習和時間過去，你將能夠在關係中的每一個層面辨識出你的安樂感，包括與伴侶在身體上分享愛的時刻。

安樂感的覺察，為愛增添了缺少的元素，擴充且加深愛的意義，並強化了愛的身體表達。這就是性與愛在普世之愛中達到圓滿的方式。這是人類了解到其神聖火花的時刻，也是愛昇華為大愛的時刻。

第十四章

完美的關係

慈愛的心是所有知識的開端。

——湯瑪斯・卡萊爾（Thomas Carlyle），英國文學家

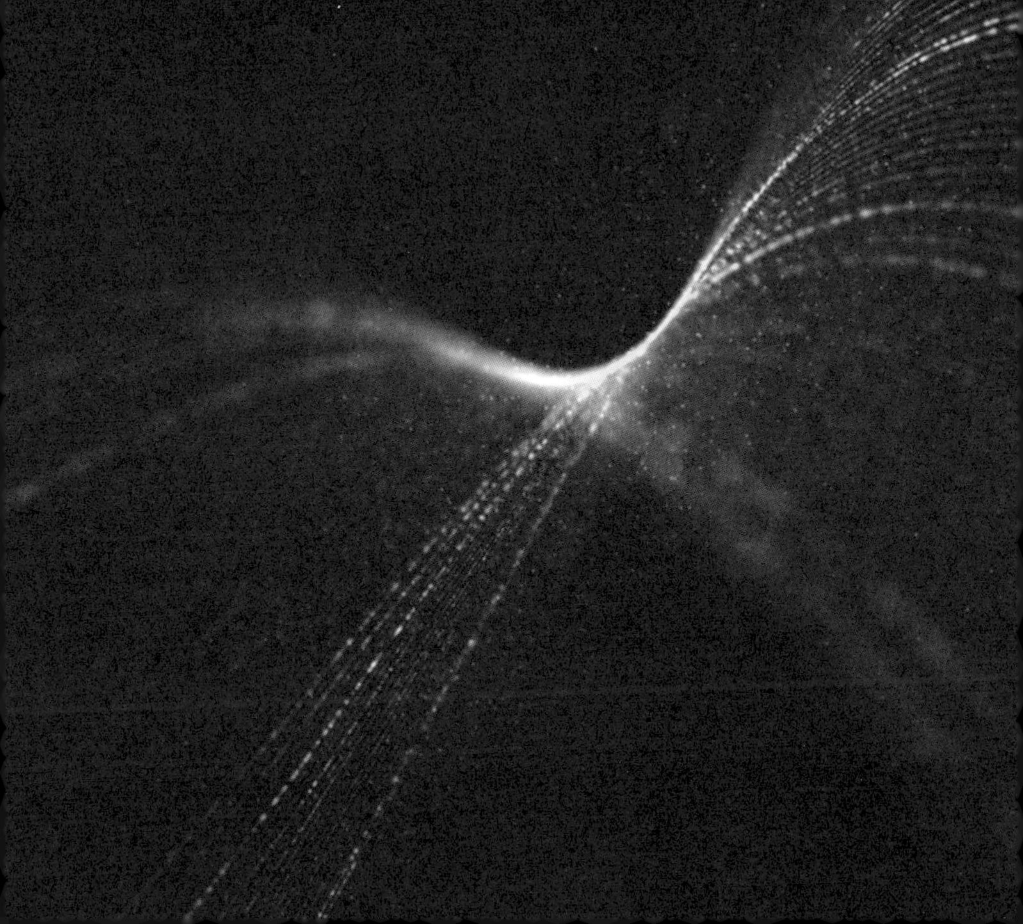

最初只有大愛

關於最初，有一個詞，也就是「大愛」，無條件的、無邊無際的大愛。然後，在大愛之中，唯一的造物者創造了萬物。

大愛凝結成形體，創造物誕生。那原本的整體分裂成無數個「自身」（Itself）的表現形式，每一個碎片都是分離的，卻又是完整的。

大愛看見了無數的個體，把它們叫做「自性」。每一個自性在外表上看似獨特，但全都是由相同且無所不在的本質編織而成。從最微弱的次原子振動到旋轉星系的無聲力量，宇宙間充滿了無數個自性的完美表現形式。

現在的愛

我們的世界，也就是你的世界，充滿了各種事物。每一個想法與情緒、朋友與敵人、山脈、蚊子，以及一片冷披薩，都是由大愛所誕生的「自性」的完整呈現。問題在於，大多數人並不這麼看待；我們只看到片段，卻錯過了在其中等待的愛。現在，讓我們從一個與上一章稍微不同的角度來看待愛與大愛。我們把有條件的愛視為「小我」（me），普世之愛視為「自性」（Self）。

當我們遇見某人並墜入愛河時，會發生什麼事？這取決於我們墜入的是哪種愛。愛有兩種表現形式：「小我」之愛與「自性」之愛。「小我」代表一個人所有的獨特之處，由思想、情緒、經歷、記憶、希望與恐懼構成。「小我」之愛是有條件的愛，會隨著條件的變化而改變。

「自性」是你內在那個不變的部分，它從你的童年和青春期時就已經存在，至今依舊。它從不干涉，但支持著你的一切。你的「自性」是你對大愛的表現，但並不限於你自己。你的「自性」、他人的「自性」，甚至那個把冷披薩送到你家門口的外送員，都是一體的。「自性」之愛明白多樣化的一體性，這種愛是無條件的。

「自性」會無條件地去愛，而「小我」會尋找愛的理由。當我們「墜入愛河」時，實際上墜入其中的是「小我」。新的「小我」之愛如火焰般炙熱，而且占據了全部的心神，然而，它注定最終是平淡無奇的。為什麼會這樣？為什麼事情總是如此？無論一段關係持續多久，我們都無法再找回愛情在最初時的那股強烈力量。

當我們相信自己的「小我」形象時，便把自己與我們認為的其他不同形象區分開，而錯過了其中一體的大愛。換句話說，我並沒有看見真正的你，而是看見我心智中想像的你。當我在創造「你的形象」時，你也忙著創造「我的形象」，我們就像兩個傀儡師，熱切地操作著自己的創作物，十分投入於讓傀儡互動，卻從未真正了解對方這位傀儡師。

吉杜．克里希那穆提（Jiddu Krishnamurti）告訴我們，人際關係是由心智所創造的兩個形象之間形成的。他進一步指出，這兩個形象各自擁有自己的需求與欲望，擁有自己的日常生活，可以說是活在各自獨立的世界中，並且在彼此同意的錯覺中尋求安慰。克里希那穆提說，那些形象「就像兩條平行的鐵軌，永遠不會相交，或許只有在床上是例外……這真是一個悲劇」。

大多數人進入一段關係的原因，可能是愛情或友情、保護、安全感、金錢、刺激或冒險、智力啟發，或者肉體的快感。那麼，建立一段關係的目的，真的只是為了獲取某些東西嗎？

是的，「為什麼會有人際關係的存在？」這個問題的答案是：人際關係的確是為了獲取某些東西而存在，但並非只是為了一己之私——事實恰好相反。金錢、控制或時間並不能強化一段關係；甚至，也不像一般認為的那樣，增加兩個人之間的愛情強度，便能使關係合理化。對此，艾克哈特．托勒一語道破：「關係是為了讓你覺察，而不是讓你快樂。」關係是讓我們覺察「自性」的完美機會。

輕浮的有條件之愛無法維持長久，當普世之愛只有一念之遙時，我們無法繼續活在有條件之愛的錯覺中，而我們的「自性」不會允許這種情況發生。總是有事情出錯，當它發生時，我們會醒悟過來。醒悟是好的，但隨後我們通常會試圖解決表面的問題，然而，這種「修補」才是錯誤的。試圖修補一段基於「小我」的關係，只會引發更多需要修補的問題。聽起來很熟悉嗎？我們無法用一個錯覺去修補另一個錯覺。

真正的問題在於，我們誤以為這段關係需要修復。我們想要讓一切變得正確，卻忽略了事實是：它們本來就是正確的。這並不是所謂「杯子半滿或半空」的問題，而是一個根本且深刻的觀念轉變。此處正是「小我」覺察成長為「自性」覺察的契機。完美的大愛在充分的和諧中，創造了每個「自性」與其他「自性」的共存。只要覺察到這個簡單的狀態，就能為大愛帶來完全的自由。

在一段關係中，我們的責任是對自己的覺察負責，其餘的自會順其自然。對許多人來說，這種事情無法得到證實，只能相信。我們的伴侶不需要停止他那惹人厭的擤鼻聲或她無休止的喋喋不休，我們只需要保持覺察——就是這麼簡單。完美的關係始於覺察，亦終於覺察。當「自性」的覺察初現時，那兩條「鐵軌」將不再在遙遠的地平線上相交，而是在我們的腳下相會；大愛在每個「自性」的表面閃爍著光芒。

覺察振動療法將有意識的覺察引向「自性」；覺察振動療法會溫和地將意識從充滿玩具的遊樂場世界中引導出來，讓它如蝴蝶輕落在異國花瓣上般地停在「自性」之上。我們的周圍充滿了各種關係，無論是在工作場所、超市，還是醫師的診所。不論這些關係在細節上如何發展，當我們愛上自己的「自性」時，所有的關係都是完美的。

幫助他人度過不適

如果你的配偶或伴侶有點令你困擾（我們不需要在此講具體細節），那麼覺察振動療法可以提供幫助。在這種情況下，你可以遠距離幫助你的伴侶度過他／她的不適。

請記住，你不需要得到對方的同意才能進行覺察振動療法，但你能為他／她提供的最重要、最有效的幫助，就是為自己做覺察振動療法。

你的改變將大大激發你愛人的改變。

第十五章

睡眠與失眠

睡眠是最好的冥想。

——佚名

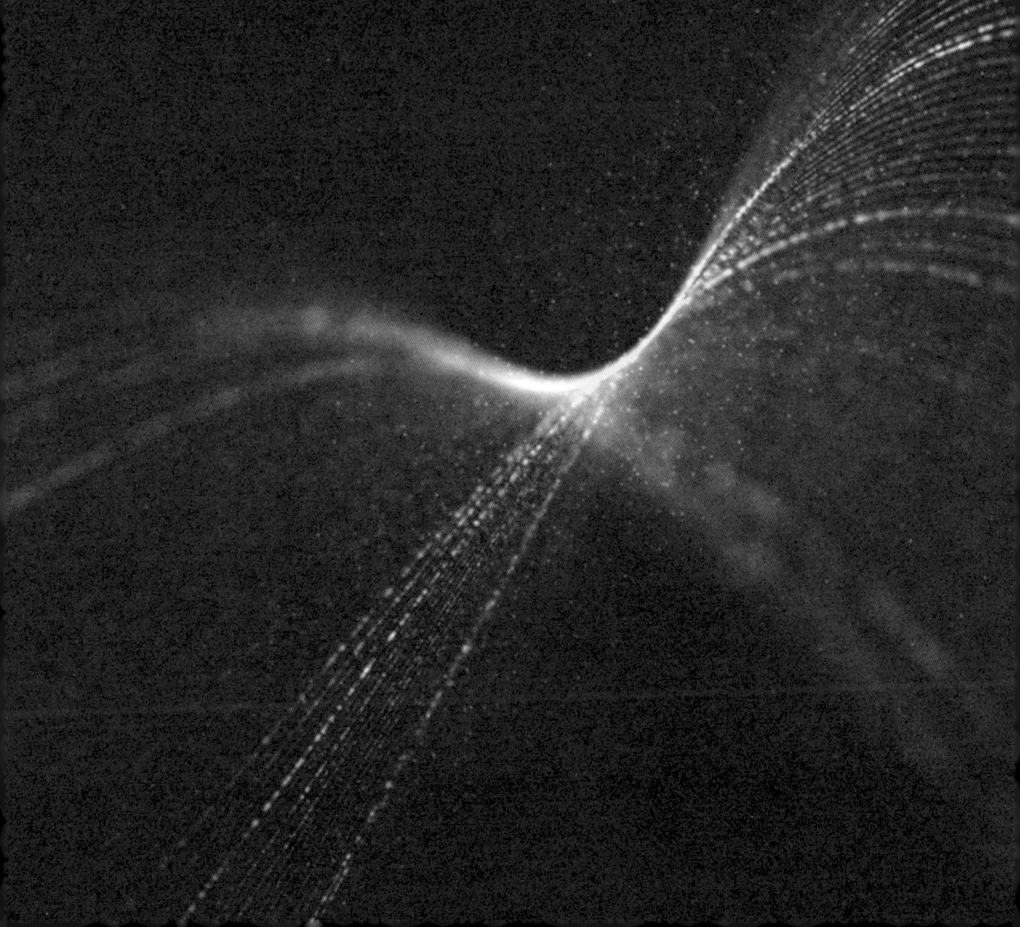

入睡是一個自然而美妙的過程。我說它是自然的，是因為當條件適當時，你只要躺下來，什麼也不做，睡眠就會來臨。我喜歡什麼都不做的活動，當你掌握了技巧之後，睡眠會讓你感覺好極了，精力充沛，思路更清晰，甚至看起來更美麗（至少有些人是如此）。

這裡有個小提示，適合那些睡得不錯，但想讓夜間睡眠更充分的人。

當你上床後，在躺下來之前，做兩到五分鐘的覺察振動療法。這是化解白天累積的表層壓力的極佳方法，它還能讓你的身體放鬆那些繃緊了一整天的各種糾結，讓你的心智進入中立狀態，重新調整內部的睡眠指數，達到「啊～」的放鬆狀態。完成後，你只需要躺下，便輕飄飄地進入深沉睡眠的極樂境界。

然而，對許多人來說，入睡並不容易。我曾經也是其中之一，但現在我睡得像個嬰兒（也許這不是最好的比喻，因為任何一位沒睡飽的父母都能告訴你，嬰兒並不一定睡得安穩）。人們睡不好的原因很多，比如攝取刺激物、飲食不當、缺乏運動。其他如時差、荷爾蒙失調，以及其他醫療狀況（例如疼痛或精神／情緒壓力），也會打亂睡眠模式。

其原因的清單很長，這麼重要且令人愉快的夜間好眠，竟然能這麼輕易地被打擾，看起來有些不公平。失眠是一種症狀，如果你睡得不好，一定要找出原因，然後解決它，如果是因為咖啡因攝取過多，就減少攝取量，如果需要多運動，就從沙發上起來，繞著街區走一走。如果你無法解決這問題，甚至不知道確切原因，那麼就該試試覺察振動療法了。

失眠最常見的原因之一是情緒壓力。有時你會清楚知道困擾你的是什麼，但有時卻完全摸不著頭緒，不論是哪種情況，覺察振動療法都能有效解決。由於覺察振動療法能夠調和你的整個身心，因此很適合進入你內心深處那些隱藏著未發現之壓力的角落。對於一般的壓力，我建議你在一天內隨時進行覺察振動療法，你可以每次做一分鐘，或更長的時間（例如十到三十分鐘）。

我最喜歡在早晨剛起床時做延展覺察振動療法，它真的能為一天營造良好的氣氛。而在睡前進行，我相信覺察振動療法有助於平衡荷爾蒙活動，包括由松果體分泌的、能有效調節內部日／夜時鐘的褪黑激素。

入睡和保持睡眠可能會是個大問題，尤其是當有事情困擾你的時候。也許你剛和老闆吵了一架，或者正在為帳單苦惱。又或者，你的青少年孩子最近在兩隻手臂和脖子上紋了她最愛的重金屬樂隊成員名字，最後還在額頭正中央用交叉鼓棒作為壓軸設計，她說她會永遠愛這個樂隊……而你卻想著，為什麼我會這麼難以入眠。

壓力會使大腦進入過度運轉的狀態，想法像旋轉的風扇葉片般模糊不清，你能聽見自己懇求讓心智得到寶貴的片刻寧靜；然而，這正是進行覺察振動療法的最佳時機，因為你只要觀察這些想法，就能使它們安靜下來。你已經體驗過純粹覺察的無想法狀態，以及想法如何輕柔地聚集在你的安樂感周圍。這在面對壓力時也同樣有效，只是做法有所不同。

在你面對壓力事件時做覺察振動療法，會發現這種體驗與較為平靜時不太一樣。這一切都是相對的。當你在想法像機關槍的子彈打在鐵皮屋頂上一樣喧鬧時進行覺察振動療法，也許會發現，想法在你的覺察中打出好幾個洞。你的想法會牽著你的覺察跑，讓你忘記覺察振動療法，有時甚至會忘記好幾分鐘。萬一發生這種情況也沒關係，即便你覺得沒有像往常那樣平靜，仍然有大量的癒療在進行中。你會發現自己從事件中恢復的速度比往常快。有做覺察振動療法，你便有所得，這總比不做覺察振動療法好得多。

你不該把感到平靜當成一個目標。正如你已經知道的，這會產生一種對立，把你往兩個不同的方向拉去。

感覺平靜和擺脫不適的感覺很棒，但朝著平靜的方向努力仍然是一種「努力」，而這與平靜是相反的。我們所需要的只是簡單的觀察；觀察並等待。當你把旋轉中的風扇的電源關掉時，扇葉需要一段時間才能完全停止。同樣的道理，當你在心煩意亂時進行覺察振動療法也是如此。情緒壓力就像驅動你想法旋轉的電流，而覺察振動療法能關閉這種壓力，但需要時間讓這些快速運轉的想法逐漸減緩並停止。做覺察振動療法時不要懷著任何期待，結果就會令你非常驚喜。

當然，在你不煩心或沒有壓力時進行覺察振動療法，效果就像在存錢。如此，當壓力來襲時，你距離純粹覺察和安樂感所帶來的撫慰，便只有一步之遙。

幫助他人一夜好眠

覺察振動療法確實能幫助他人獲得一夜好眠，有時只需要幾分鐘的時間。如果和你共睡一張床的人輾轉難眠，你只要把手輕輕放在對方的額頭、胸口或背部，然後進行覺察振動療法。不久之後，對方的呼吸就會變得深沉而規律。即使你的伴侶沒有立刻入睡，單是靠著覺察振動療法也能享受到深層的休息。當然，覺察振動療法特別適合用來幫助因病而無法入睡的人。

第十六章

優質與劣質的飲食習慣

萬物皆由食物而生，萬物誕生後靠食物成長。萬物靠食物滋養，而當他們死去後，食物又靠他們滋養。

——《泰帝利耶奧義書》（*Taittiriya Upanishad*）

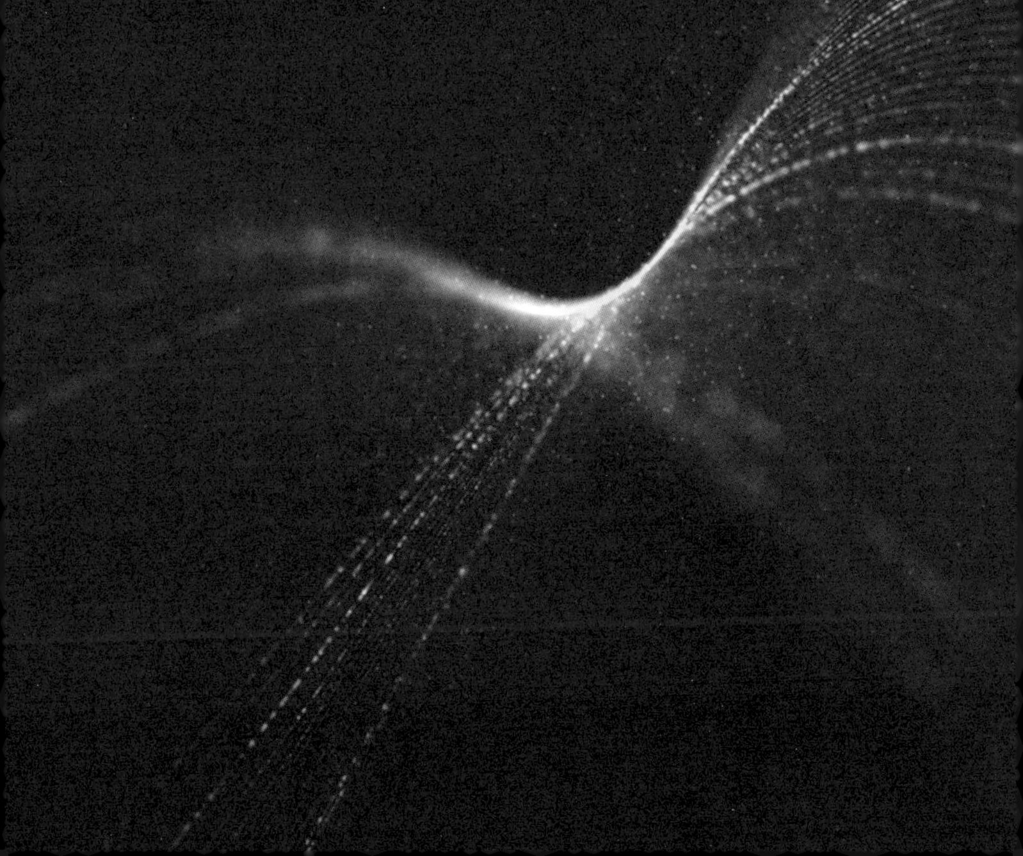

大多數人都不太注意進食的過程。我們將進食視為一種必要的活動，雖然它本身頗為愉快，但往往會打斷我們進行其他活動，比如工作。在美國，我們習慣了倉促地進食，甚至在尖峰時段開車時，用膝蓋控制方向盤，囫圇吞下漢堡和捲餅。多數時候，我們只注重食物的數量和便利性，忽視了食物的品質、用餐氣氛和消化過程。

營養學家認為，身體大多數的疾病和不適都是由消化不良引起或加重的。也許你會說：「我控制不了我的消化作用。我把食物吞下去之後，消化作用就自然發生了。」事實正好相反，我要告訴你，其實你對消化作用有很大的控制力，而覺察振動療法在這個過程中可以發揮關鍵作用。

首先，消化作用從口腔開始。咀嚼並使食物與酶混合，便啟動了消化過程，同時，舌頭上的感受器把化學信號傳送到大腦，告訴它你口中食物的類型，然後大腦會通知胃部準備接收食物。

口腔內有許多活動，而咀嚼是消化和吸收中非常重要的一部分。如果食物沒有被充分咀嚼至近乎液態，便可能無法被適當消化，進而引發各種問題，例如過敏、濕疹、疲勞、關節炎、情緒失調等。

我有個觀察別人吃東西的習慣。我知道這有點奇怪，但在餐廳裡，我內心的醫師總是不自覺地現身，而我總是驚訝地發現人們咀嚼的次數如此之少。我常看到用餐者咬下一大口漢堡，兩頰鼓起，咀嚼三、四下，然後抬起下巴把食物吞下去。你甚至能看到那些由生菜、酸黃瓜、白麵包和肉塊混成的糊狀物，就像被蟒蛇吞食的獵物一樣滑入咽喉。天啊，這就是我們不願意好好咀嚼時的模樣！

那麼，覺察振動療法如何幫助進食和消化呢？覺察振動療法能創造平衡，就跟身體的其他系統一樣，一個運作良好的消化系統必須保持平衡才能避免疾病。在進食前做三十秒的覺察振動療法，可以為你布置好用餐氛圍。它能讓你放慢節奏，使消化系統能夠為即將進入的食物做好準備，也能鼓勵你咀嚼得更久、更慢一些。

如果你發現自己很難記得在餐前抽出三十秒做覺察振動療法，那麼就在準備進食的時候進行。覺察你的安樂感，然後讓心智開始想著即將到來的餐點。如果你願意，也可以加上一個意圖，希望這些食物能以你需要的各種方式，來滋養和支持你的身心。

如果你有消化相關的毛病，可以隨時進行覺察振動療法。舉例來說，如果吃完飯後感到膽囊不適，出現消化不良和噁心的症狀，那就服用一瓶隨身攜帶的覺察振動療法吧！令你感到驚訝的是，噁心、灼熱感和脹氣這類症狀，可以在幾分鐘內緩解，甚至可能只需幾秒鐘！

我曾有一位客戶，每次吃完飯後肚子都會像氣球一樣鼓起來，伴隨著疼痛和脹氣，這些症狀讓他無法好好享受外出用餐的樂趣。我們第一次做覺察振動療法時，需要好幾分鐘才看得到效果。一開始效果顯現得很緩慢，但後來越來越快，我真的能看到他鼓脹的胃部如同奶油在溫熱的煎鍋上融化一般，越縮越小。隨著他的肚子越來越小，他的笑容也越來越大。我也是，因為不再有脹氣的困擾了。

我的客戶學會了覺察振動療法，如今他能夠自行操作，他的症狀顯著改善，精神狀態也跟著提升。現在，他可以隨心所欲地外出用餐，盡情享受美食與友誼。

覺察振動療法不僅能為身體提供深層的癒療性休息，也能對情緒發揮和諧的影響力。焦慮和憤怒等情緒會對消化系統產生負面影響，但覺察振動療法能平衡這些情緒。平靜的心智對有效的消化和吸收作用來說，是十分重要的。

我們將某些食物吃下肚子，並不表示其中的營養就會被我們的細胞吸收，在匆忙或情緒激動時進食，對營養能否到達細胞有著嚴重的負面影響。在壓力下用餐，可能導致胃黏膜潰瘍、便祕或腹瀉、膽囊和胰臟問題、腸扭轉、腸道皺摺和囊袋發炎（憩室炎）等多種健康問題。

雖然進食的過程經常被忽視，但它對整體健康與生產力極為重要。我們通常認為營養對身體和心智有益，但即使是社交互動也會受到我們吃什麼、怎麼吃，以及食物的消化與吸收方式的深刻影響。我強烈建議在用餐前後及期間進行覺察振動療法，或者三餐都做。除了稍微的消化不良，我們有什麼可損失的？

幫助他人好好進食

首先，與一個心平氣和的伙伴一起用餐，對於進食時的放鬆有莫大的幫助。如果你的用餐伙伴像在參加鄉土市集的比賽一樣狼吞虎嚥，而且不願意自己做覺察振動療法，那麼可以由你做覺察振動療法來幫他放慢速度。

儘管覺察振動療法不是一種能量技術，但它能在執行覺察振動療法的人周圍創造出正面、舒緩的能量，這股能量會逐漸傳到餐桌對面那位粗魯的用餐者身上。在用餐過程中，他會慢慢安靜下來，行為也會變得更得體。

如果你發現他的粗魯行為沒有迅速改善，那麼你可以站起來，繞到餐桌旁，把手放在他的額頭上進行覺察振動療法。這保證會讓他停止進食，至少是短暫的停頓，他很可能會因此意識到問題所在。

順道一提，你對純粹覺察的覺察越深，就能產生越多的平靜感。但不要被誤導，以為平靜是衡量覺察的指標，並非如此。《薄伽梵歌》為人類面臨的一般問題提供了解答，並警告說，你永遠無法僅憑一個人的外表或在其身邊的感受，來判斷那個人的進化程度。然而，餐桌上令人難以忍受的行為，倒是缺乏自覺的一個理想指標。

當然，你也可以透過覺察振動療法，來幫助他人改善飲食習慣並減輕症狀。記住，你不需要取得許可就能隨時為任何人進行覺察振動療法，這是因為其實你什麼都沒做，只是去覺察到覺察本身，然後觀察會發生什麼事。如果你的意圖在任何方面對他人或環境有害，那它就不會起作用。

你可以隨心所欲地對喜歡的任何事物做覺察振動療法，毫無顧忌。事實上，我非常鼓勵這樣做。

第十七章

毫不費力的旅行

儘管我們遊遍世界去尋找美麗，但若不將它帶在身邊，就無法真正找到它。

——拉爾夫．華爾多．愛默生（Ralph Waldo Emerson），美國思想家

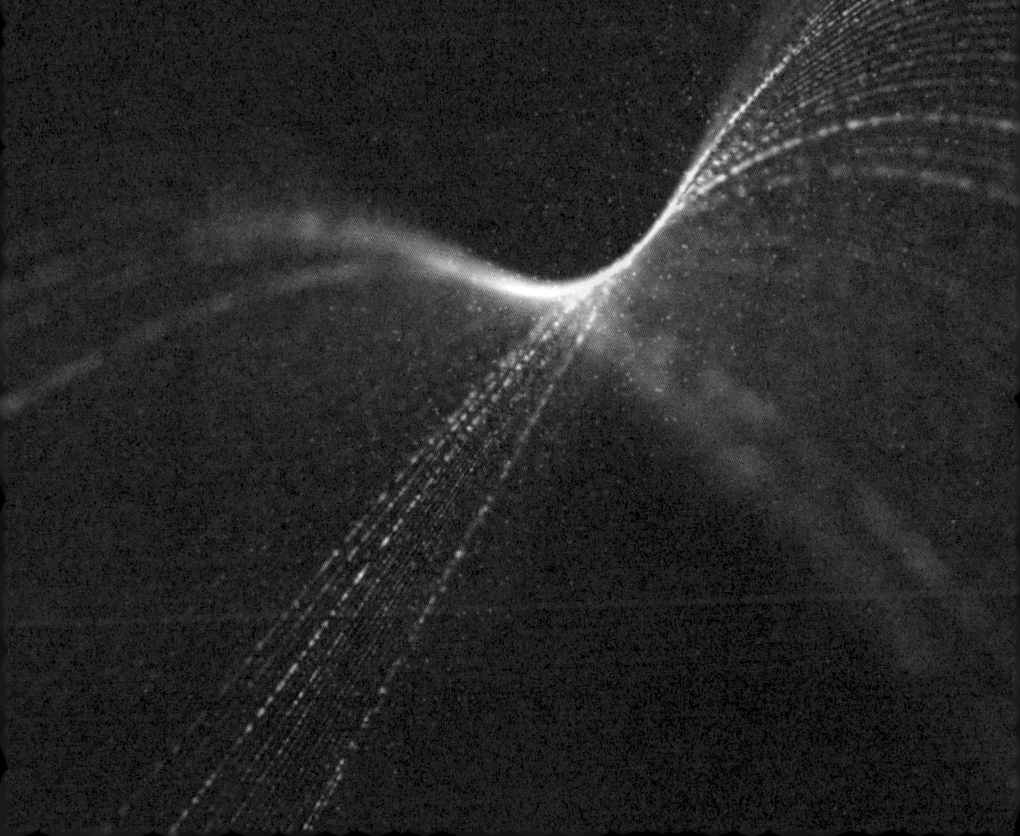

有些人覺得旅行很有趣，但有些人覺得不方便，甚至感到恐懼。讓我們更深入地探討，看看覺察振動療法怎麼使旅行變得更刺激、充實且輕鬆。

我會把焦點先放在飛機旅行上，但與飛行有關的任何覺察振動療法，都可以應用於開車、乘船、搭火車、步行，甚至是騎驢子或鴕鳥等，在此僅列舉數例。如果你喜歡空中旅行——或者至少能容忍，因為它能（大多數情況下）帶你迅速到達目的地——那麼這裡有幾個覺察振動療法的小建議，能讓旅程變得更輕鬆有趣。

如果你正在跨越時區旅行，可能會受到所謂的時差的影響，這是你的生理節律被干擾的現象，而這些節律是由大腦下視丘中的一個小區域「視交叉上核」所調節的。當然，你可以把這些資訊塞進耳朵裡，但其實對你幫助不大，我只是想炫耀一下自己搜尋「生理節律」的能力。

有一點我是確定的：當我搭飛機旅行，尤其是跨越時區時，大部分時間都在做覺察振動療法。通常，我不閱讀、不與其他乘客聊天，也不往窗外看，直到我充分享受了覺察振動療法。

我非常喜歡那種安靜、平和與充實的感覺，而真正的額外好處是，在抵達目的地之後，我只要伸展一下和打個呵欠，就能精神煥發地迎接挑戰。那麼，覺察振動療法是怎麼減少時差的影響的？以下是我的想法：

每隔八十公里，地球上某個區域的主導力量（暫且這麼稱呼）就會發生變化。我們越來越能覺察到大自然中這些微妙的力量，亦即那些超越我們感官所能感知的能量振動和漩渦。儘管西方科學尚未明確地描繪出這些現象，但東方文化和動物對其存在卻非常敏感。

動物對這些電磁場及更微妙的能量場感到自在，並利用它們來引導自己的活動，例如，鳥類會沿著地球磁場飛行數千公里而不迷路。動物還能感知能量場域中的厭惡感，如果我們知道如何觀察牠們的行為，就能預知暴風或地震的來臨。

我和妻子養了一隻名叫黛西的白色西施犬，牠經常在我回家前五分鐘對著前門吠叫。同樣的，如果你觀察孩子們的行為，也能知道冰淇淋車何時會來（雖然這對父母來說不算是什麼新消息，但我想其他人可能會想知道，以免錯過冰淇淋車）。

我的超覺靜坐（Transcendental Meditation）老師——瑪哈禮希．瑪赫西大師教導我，這些被他稱為「提婆」（devas）的力量，會影響特定區域裡的能量的表現方式。瑪哈禮希大師解釋道：「大約每隔八十公里左右，這個提婆的影響力就會讓位給下一個提婆的影響力，這種情況全球皆然。」你在一個地方長大，你的身心便與當地的自然法則協調一致，這也是為什麼當你回到成長的地方時，會感到如此舒適自在的原因。

當我學習成為一名聽障者教師時，我了解到，一個優秀的語言學家可以只靠著聽人們的語言模式，便能判斷出他們成長的地點，誤差不會超過八十公里。各地方的能量法則以該區域特有的方式塑造了我們的心智、身體和語言。我一直很好奇，最早到達新大陸的移民說的是正統的英語，為什麼最後會演變成濃重的紐約口音，或是居住在喬治亞的殖民者那種拖長聲調的南方口音？

當你遊歷到超出家鄉的提婆影響所及的範圍時，因為要適應新的能量，你的身體會承受較多壓力。如果你是走路的話，身體便有時間去適應這些新法則；開車旅行對身心的適應要求較高，因為必須適應快速波動的細微能量。

搭飛機所產生的干擾會強得多，因為你快速穿越好幾個能量影響區域，而這些能量會迅速晃動你的身心，使你不斷處於失衡狀態。跨越時區飛行還會增加額外的壓力，干擾你的生理節律。

因此，在飛行時進行覺察振動療法——在開車時也可以，但效果稍弱——能幫助你在快速變換的環境中，保持與當地法則的相對和諧。

體悟純粹覺察會創造一種超導體般的無磨擦流動，讓壓力能夠繞過你或穿過你，而不會干擾你的神經系統、細胞代謝或思考過程。旅行仍然需要耗費力氣與能量，但至少你不會因違反自然法則而造成損害。

在穿越每個提婆的領域時進行覺察振動療法，就像是你把護照準備好，才不會在海關被卡住一樣。

如果飛行會讓你感到焦慮，那麼覺察振動療法正是為你量身打造的。在出發去機場之前、等候登機時，以及在飛機上的整個過程中，都可以做一次長時間的情緒覺察振動療法。但請記住，不要逃避你的恐懼，而是輕鬆地面對它，同時保持對純粹覺察的覺察，你的安樂感會以平和、寧靜或其他的表現形式，浮現於你的覺察之中，而焦慮和恐懼將隨之消散。

如果你會暈機，覺察振動療法也能幫助你。剛開始，也許你會覺得噁心感在幾分鐘內變得更強烈，請堅持下去，因為這正是癒療的一部分，你很快就能僅憑著覺察來控制那股噁心感。

開車時，覺察振動療法可以帶來極大的舒適感。我很少在開車時開著收音機，因為我喜歡寧靜，也發現純粹覺察就像一位友善而支持的乘客，而且它從來不會像我認識的某位太太會告訴我，「你開太快了」或是「你剛剛錯過了一個絕佳的停車位」。

要習慣在開車時保持覺察。一旦你打破「非得要有聲音」的習慣並關掉收音機，就會愛上周圍那種滿滿的寂靜。

說到停車位，當你找不到車位或遇到交通堵塞時，試試覺察振動療法。輕鬆地設定一個找到空位或讓交通順暢的意圖，然後放下這個想法。多數情況下，你會驚訝地發現安樂感能為你巧妙地解決問題。

幫助他人改善旅行經驗

當你掌握了覺察振動療法之後，幫助他人旅行會讓他們的旅程更輕鬆，也讓你的體驗更有趣。當然，你得隨時找機會披上斗篷，變身成覺察振動療法超人或女超人，來拯救局面。比如說，機場中最常見的問題就是旅行疲勞、煩躁，以及「我有個非常重要的約會，要遲到了，要遲到了」症候群。

你可以使用遠距覺察振動療法來幫助同行旅客。同樣的，你也可以透過徒手或遠距執行來幫助你的家人和朋友。孩子們開始有點坐不住了嗎？覺察振動療法就是答案！想上廁所但無法離開座位？覺察振動療法！感到餓了、無聊，或不舒服？覺察振動療法、覺察振動療法、覺察振動療法！先想著覺察振動療法，再考慮其他事情。覺察振動療法百利而無一害，而且感覺非常棒。

第十八章

克服財務困難

如果我們先追求天主的國，金錢自然會來——其他一切都會被賜予。

——德蕾莎修女（MotheR teResa）

金錢，既是祝福，也是禍害，它有點燃人心和激起熱情的力量；金錢象徵著慈善與欲望、善與惡。當我們擁有足夠的金錢時，往往會渴望更多，然而，我們很少真正需要它。至少，涉及金錢的事務，不論是取得還是花掉，都能引起混亂。金錢是儲存的能量。錢、錢、錢、錢、錢，還有什麼話題比這個更具誘惑力？

當我在寫這一章時，全球的金融形勢並不樂觀，世界各地的人們都在經歷困境。千萬富翁失去了財富，普通的受薪階級在債務的汪洋中掙扎，努力不被淹沒；財務問題占據了人們大量的心力，人們對於個人、國家和全球經濟狀況都感到極度焦慮與恐懼。

財務問題往往可以分為兩個方面：一、問題的實際操作層面，二、與這個問題有關的擔憂或恐懼。或許你已經猜到了，覺察振動療法可以應用於這兩個方面，我們先來討論第二個方面，也就是情緒依附。

我們已經知道，恐懼源自於二元性，也就是說，自我（ego）脫離純粹覺察而存在，並認為世界也脫離其「自性」（Self）而存在。自我必須獨自面對無數個它所感知到有害其存在的威脅；我之所以說是「感知到」威脅，是因為感知上有所改變，便可以將敵人轉變為朋友。

舉例來說，如果你注意到一位同事（你原本以為是朋友的人），變得行為可疑，在你背後與其他同事竊竊私語，當你靠近時卻突然結束對話，你可能會對這個人的意圖產生負面想法。這種想法會持續下去，直到你推開會議室的門，聽到大家喊著「驚喜！」和「恭喜你升職！」一瞬間，那位讓你懷疑的同事瞬間變成了你最好的朋友。你看，這一切都是感知的問題，而感知會隨著覺察而改變。

假如自我失去了對純粹覺察的覺察，那麼它的感知就是匱乏的。超出實際需求的欲望，來自於自我對終極寶藏的錯誤追尋；而所謂的終極寶藏，其實是純粹覺察及其在心智中的反映，也就是我們的安樂感。當自我扎根於純粹覺察時，它會完全擴展，不再感到需要更多的金錢、權力或愛。

當我們認為缺錢時，隨之而來的便是恐懼，或是由恐懼衍生出的情緒，例如焦慮、挫折和憤怒。顯然，恐懼並不能解決資金不足的問題，實際上，它只會讓情況變得更糟，因為它會帶來心理和身體的壓力，並干擾我們用更理性的方法去解決問題的嘗試。

恐懼甚至能在沒有問題的地方創造問題，即使某件事發生的可能性極低，我們依然害怕失去金錢、財物或所愛之人。覺察振動療法能迅速且有效地緩解因財務困難引發的恐懼。它用自我唯一真正理解的「貨幣」——純粹覺察，來償清自我的「債務」，就在一瞬間，恐懼被平靜取代。

＊＊＊

以下是一位住在奧地利的女性的見證，她因財務困境而陷入極度恐懼。我先教她覺察振動療法，然後和她做了一次遠距覺察振動療法練習。

以下是她對這段經歷的分享：

對於金錢的擔憂，長期以來一直是我生活的一部分。直到有一天，我有機會和金斯洛博士針對金錢議題做了一次結合知識和覺察振動療法的練習。第一步，他讓我喚起所有和缺錢有關的情緒，若用一到十分來衡量，我的情緒遠遠超出了這個範圍！

接著，金斯洛博士教我如何靠自己做覺察振動療法。練習幾分鐘之後，我試圖再次喚起那些與財務擔憂有關的情緒，結果讓我又驚又喜，從前的那些感覺離我好遠，我甚至無法再把它們喚起！而且，自從那次以後，那些感覺再也沒有出現過。

接著，金斯洛博士為我執行遠距覺察振動療法，並針對我的財務狀況一起尋找解決方案。練習結束後，我感受到的是深沉的平靜，不再是過去的恐懼和擔憂。現在我有了深刻的信任感，再也不為金錢煩惱了。我的內在發生了巨大的改變，非常感謝你！

哇，這真是簡單！覺察振動療法毫不費力地緩解了財務困難中最棘手的部分：削弱人心的情緒。現在讓我們看看造成收入減少的實際情況。

我們不需要關注細節，讓純粹覺察透過「自性」的視角來為我們解決這些問題吧。在進行覺察振動療法時，最困難的部分就是要能放下我們心中對具體結果的預期。退一步，等待並觀察那些似乎對我們不利的力量之運作，並看著情況逐漸發展。這似乎與直覺相悖，但這正是覺察振動療法的運作方式，只不過對於一個急於操控局勢的自我來說，等待與觀察的方法並不正確。

所以，你可以自己選擇：依賴著受失敗的恐懼所驅動的個體心智，使用有限的資源；或是做覺察振動療法，讓你的自性從宇宙的無限資源中汲取能量，並保持平靜。你準備好投入「無物」的懷抱了嗎？

坐在一張舒適的椅子上，確保五到十分鐘之內你不會被打擾，然後開始進行覺察振動療法，享受你的安樂感。等你真正調整到感受到安樂感的時候，會感覺它變得越來越強烈。但事實上，它始終是十分強烈的，只是你對安樂感的覺察程度，決定了它在你的感受中有多強大。

在你的覺察變得非常清晰，而且安樂感十分飽滿的時候，設定一個單純且適合當下的意圖，使用的詞句要簡單而正向，例如「財務自由」或「實現財務目標」，不要貪心。如果你做得正確，你的自性給予你的回報，將遠超出你的預期。你甚至可以想像自己做著某件喜愛的事情，這同時也意味著你已經擺脫了對金錢的擔憂。不論你怎麼做，保持單純，放下任何期待，享受其中的樂趣。如果恐懼和焦慮阻礙了你，那就對這些情緒做覺察振動療法吧。

現在，最困難的部分就是保持不干涉，並靜候自性如何安排最終的結果，這並不表示你不需要努力去擺脫債務，你仍然必須做必要的事。在自性的靜默之後，隨之而來的是你生活中出現了充滿活力的行動。做你認為對的事情，但要保持心智開放，迎接尚未發現的新機會。或許你會面臨一些不尋常，甚至看似古怪的選擇。你要理性地審視這些機會，即使它們本身不是可行的解決方案，也可能引導你找到一個可行的方法。

這就是自性的運作方式，所以要隨時準備好。回顧過去，你會驚歎於自己走過的道路。這條路會比你原本計畫的更輕鬆、充滿更多驚喜，而且更加成功。

我可以在這裡補充一個個人經驗。在寫這段文字的兩年前，我被公司解雇了。當時我背負著巨額債務，而對於像我這樣的年長者來說，找到工作的機會十分渺茫。我當時身無分文，情緒低落——這正是運用覺察振動療法的完美實例。

被解雇的一個月之後，我研發出覺察振動療法技術，並開始在自己和他人身上測試，我首先處理的是自己的財務狀況。四個月後，我寫了《靈性療癒的祕密．覺察振動療法》，然後做了覺察振動療法，希望這本書能風靡全球，讓每個人都能學習這個強大無比的療癒方法。

現在，在撰寫這本書的續集時，我意識到，當初在進行覺察振動療法初期所播下的每顆種子，現在已經開始發芽並逐漸盛開。

我絕對無法靠自己解決這一切。回顧過去，這條曲折的道路令我驚奇，還有那些意外的禮物和陌生人的善意，更別提那些純粹的運氣，幫助我實現了目標。當我開始行動時，其實結果已經注定了。大部分時候，我都能保持不干涉，讓我的自性自行運作，每當我試圖掌控一切，結果只是帶來更多的努力和壓力，反而拖慢了原本運轉順暢的過程。

現在你已經擁有了這項技術——那簡單而美好的真理——能讓你實現最深的渴望，即擺脫所有的欲望，並沉浸在自性那仁慈的懷抱中。

幫助他人處理財務困難

有了覺察振動療法，你可以從兩個方面幫助他人處理財務困難：情緒障礙和實際問題。情緒方面的處理已在第八章「療癒負面情緒」中詳細說明。要處理與個人財務問題相關的具體情況，可以讓對方使用本章提到的意圖，或者你也可以代替你的伙伴使用這些意圖。記住，不要讓意圖過於全面或複雜，純粹覺察喜歡簡單。

第十九章

兒童的靈性覺察

當孩子們的聲音迴盪在綠草地上，笑聲響徹山丘，
我的心便安然無憂，萬物寂靜。

——威廉・布萊克（William Blake），英國詩人

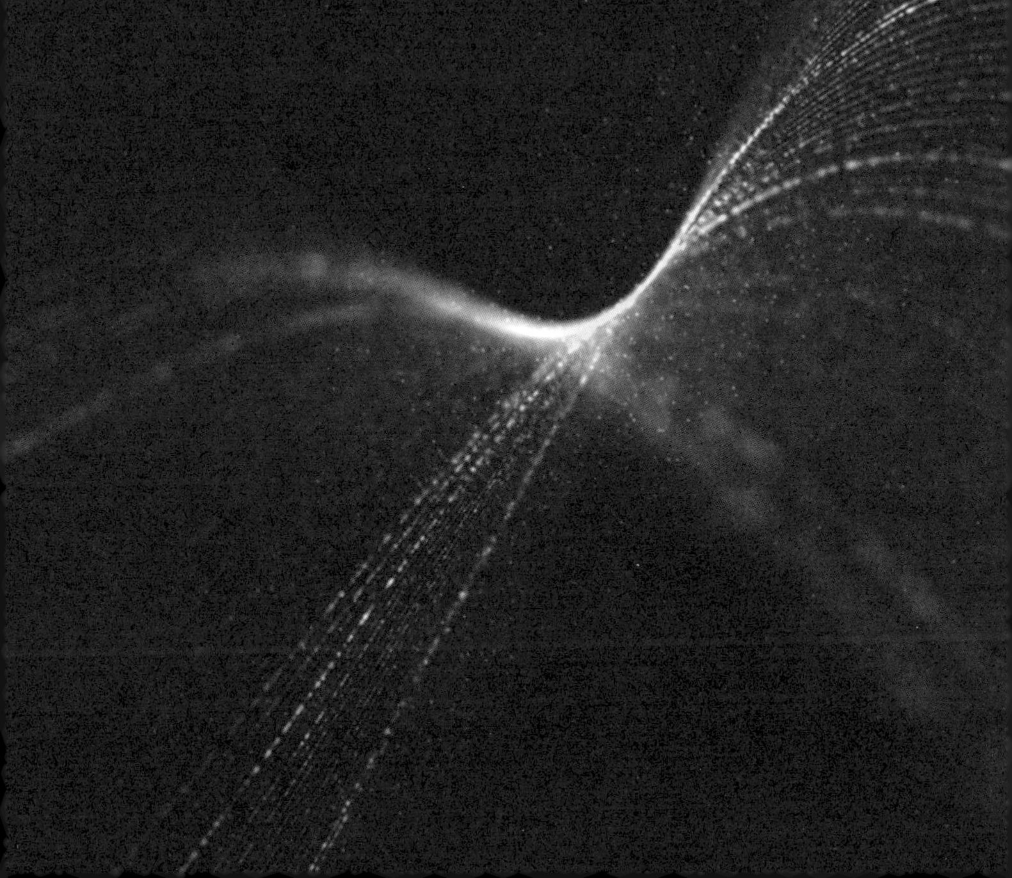

甜心小瑪蒂娜與凶惡的老食人妖

從前，在一座小山丘的另一邊有一個小村莊，靜靜地坐落在美麗的藍色湖泊邊。從湖的這一邊到另一邊，有一座很長、很長的木橋，長到讓人根本看不到另一端。

這裡的村民總是非常忙碌，他們都忙著做什麼呢？

哦，各種重要的事情，例如送信、蓋房子，以及寫很多很多的數字來記錄所有的事情。他們也吃很多美味的食物，像是甜甜圈、杯子蛋糕和冰淇淋；他們特別喜愛冰淇淋，我想蘭姆葡萄乾口味是大家的最愛。

每個星期天，這個繁忙小村莊裡的人們，都會聚集在鎮上廣場，坐在那棵又寬又大的橡樹下，談論著村外山後那座美麗的藍色湖泊。有人會講述許多年前誰曾造訪過湖泊的故事，描述湖泊是多麼美麗。他們說，湖水既清澈又深邃，甚至有彩虹色鯰魚游到他們的船邊，翻過身來，露出柔軟的小肚子讓人撫摸。還有人說，鴨子和烏龜會對著太陽唱歌，狗鯊會搖著尾巴伴隨音樂吠叫。

這個繁忙小村莊裡的人們，每逢星期天談論湖泊時都很開心，但是，隔天開始的一整個星期裡，他們就把湖泊忘得一乾二淨，又回到忙碌的煩惱中。

在這個繁忙小村莊裡，住著一個樸實又快樂的女孩，名叫甜心小瑪蒂娜。她有一頭美麗的金髮，當她轉頭時，金髮便在肩上飄動。她那雙深褐色的眼睛水汪汪的，就像陽光下閃閃發光的水一樣，或許連閉上眼睛時也依然如此閃亮。

甜心小瑪蒂娜的雙腿非常虛弱，需要木製小支架來幫助她走動，但她似乎並不在意，因為她從日出到日落都和村子裡其他孩子一起玩耍。她從來不抱怨，也從不說「不能像其他孩子一樣跑跑跳跳是不公平的」。甜心小瑪蒂娜總是帶著燦爛微笑，用充滿快樂的聲音跟每個人打招呼。

甜心小瑪蒂娜之所以那麼快樂，其中一個原因是她的父母教她要勇敢；在她學會勇敢之後，就很少感到害怕了。如果她偶爾因為恐怖的暴風雨、閃電和隆隆的雷聲而感到害怕，或以為床底下藏著怪物，她只要回想起父母教她的那些話，恐懼便消失了，甚至連雙腿的疼痛也隨之消失。即使有時候她在和其他孩子玩耍時跌倒，擦傷了手和膝蓋，她只要照著父母教的去做，疼痛便立即停止。

她的父母把這個方法叫做「覺察振動療法」，但這個詞對甜心小瑪蒂娜來說太複雜了，所以她簡單的稱之為「快樂天地」。她非常喜愛她的「快樂天地」，甚至在不害怕或雙腿不疼痛時也會去那裡。正是這個「快樂天地」，讓人們常說她「目若晨曦」。

每天早上，甜心小瑪蒂娜都會坐在鏡子前，邊唱著梳髮歌，邊梳理她的頭髮，總共要梳一百下：

嘀哩嘟，嘀哩滴，
請你看看我，好嗎？
你瞧瞧，我是個大女孩，
我把頭髮梳到膝蓋上啦。
嘀哩嘟，嘀哩滴，
嘀哩，嘀哩，嘀哩滴。

甜心小瑪蒂娜非常有禮貌，而且非常好奇，特別喜歡問問題。有時候她會問：「雲是從哪裡來的？」或「如果數字一直數下去，最後會數到多少？」或者「為什麼我不能像鳥兒一樣地飛呢？」如果她能飛，就會張開雙臂在高空中飛翔；當她累了，會躺在一朵蓬鬆的白雲上，俯瞰小村莊裡那些忙碌的人們，像一群在方糖上的小螞蟻那樣匆忙地爬來爬去。

某個星期天，當長者們說著那座美麗藍色湖泊的故事時，甜心小瑪蒂娜輕輕拉了拉最年長的長者的衣袖，用她稚嫩的聲音問道：「對不起，親愛的先生，我有個問題，為什麼我們不帶上野餐籃，裡面裝滿甜甜圈、蛋糕和櫻桃根啤酒（喝的時候會讓鼻子癢癢的），一起去那座美麗的藍色湖泊邊野餐呢？」

全村的人都安靜了下來，表情變得非常嚴肅。最年長的長者終於開口說道：「我們永遠無法去那座美麗的藍色湖泊，因為在那座長長橋下住著一個邪惡的食人妖怪。」他告訴甜心小瑪蒂娜，他們從來不提這個妖怪，是因為不想嚇到小孩子。

這個妖怪的身高是普通人的兩倍，身材像村子廣場裡的那棵大橡樹那麼粗。他的皮膚是紫色的，上面布滿了綠色斑點，又黏又臭，還凹凸不平。他的牙齒是綠色的鋸齒狀，牙縫裡掛著吃剩的義大利麵，因為他從來不刷牙。他是一個非常頑皮的妖怪，口氣像是混合了鮪魚、花椰菜和髒襪子的味道。妖怪有一隻紅眼睛和一隻黑眼睛，不用轉身就能看到自己走過的地方，因此，你永遠無法從背後悄悄靠近並抓住他。曾經有許多勇者嘗試過，但沒有人知道那些人如今在哪裡。他的名字叫「自我妖怪」。

那天晚上，甜心小瑪蒂娜聽著父親讀床邊故事，敘述在「自我妖怪」來到橋下居住之前，那座美麗藍色湖泊的美好舊時光。

甜心小瑪蒂娜希望一切能夠恢復到像從前一樣，讓繁忙小村莊的村民們都能在美麗藍色湖泊邊舉行一次美妙的野餐。於是，當公雞啼叫、太陽從遠方的「長途山」探出頭時，她悄悄從床上溜了下來，像老鼠一樣安靜地穿上外出服。她繫好腿上的支架，穿上鞋子，然後靜悄悄地溜出門，確保沒發出一點聲響。她抬起下巴，深吸一口氣，開始朝著位於村外的山後面、通往美麗藍色湖泊另一端的那座大橋走去。

路途中，她聽著鳥兒為巢裡的小鳥唱歌：

起床囉，起床囉，你們這些貪睡的小傢伙。

搖搖你們小尾巴上的羽毛，張開小嘴巴，

早餐吃的是蠕動的美味蟲子，

還有果醬和嫩韭蔥。

她聽著樹上葉子的笑聲而輕輕笑了起來，因為晨風拂過它們的腹部，像是在輕輕搔癢。在田邊住著老獾的地方，她彎腰摘下一朵金黃色雛菊，然後蹦蹦跳跳地沿著泥巴路，一路來到那座長長橋。

當甜心小瑪蒂娜來到那座長長橋附近時，她停下來，一邊仔細聽、一邊左右張望，就像你過馬路前會做的一樣。四周一片平靜。她想著，或許自我妖怪遇到了一個女妖怪，然後在遙遠的長途山後方的大城市那座高聳的橋下結了婚。她又想，也許他們搬到了某個好地方，那裡有一座美麗的橋，他們可以在橋下養育兩個小妖怪，再養一隻名叫「隆普勒登普勒史尼克」的寵物——這可是食人妖最好的朋友呢。

她慢慢地、輕輕地走到那座長長橋的橋畔，然後停下來。什麼也沒有發生。接著，她望向長長橋遠遠的另一端，但看不到盡頭，於是她向前邁出一步。就在她的小小腳尖碰到橋的第一步時，她聽到一陣低沉的隆隆聲，像雷聲一樣從黑暗的地下傳來。橋開始搖晃起伏，但橋下的水依然平靜而清澈。

甜心小瑪蒂娜（我有提到她是個勇敢的小女孩嗎？）並沒有逃跑，而是用稚嫩的聲音說：「誰在橋下？」

隆隆聲越來越大，接著她聽到一個暴躁的聲音：「是我，自我妖怪。妳想讓我把妳吃掉嗎？」

「不要！」甜心小瑪蒂娜顫抖著回答道：「我只是想自我介紹，順便說聲你好。」

「快走開，不然我就把妳和我的早餐一起吃掉——蛇和木屑，還有每天一顆的綜合維他命。」

甜心小瑪蒂娜非常害怕，但她想起快樂天地，去過了之後便不再害怕。她站穩腳步，假裝生氣地說：「我不會離開，除非你出來，像個紳士一樣跟我打招呼！」

這次，橋晃動得更加厲害，自我妖怪的聲音轟然響起，迴蕩在長途山山間，然後傳到村莊外遙遠的地方。所有的村民都聽到了，穿著睡衣跑出家門，手中的咖啡灑落一地，除了那位一早就起來擠牛奶的農夫。每個人臉上都帶著不安的表情，言談間充滿了擔憂。

接著，甜心小瑪蒂娜的父母跑出家門，喊道：「哦，甜心小瑪蒂娜在哪裡？她不在床上，而且還沒吃早餐。」

村民們立刻在村裡到處尋找甜心小瑪蒂娜，但怎麼樣也找不著。這時，最年長的長者說：「我猜她可能去了村子旁邊、山後面那座橫跨美麗藍色湖泊的長長橋。」大家都同意，於是他們開始收集能找到的所有武器。他們拿了掃帚、網球拍、柳條和拳擊手套，有一個人甚至從廣場上那棵粗大橡樹旁的食人妖殺手霍勒斯雕像手中，取下了那把老舊到搖搖晃晃的劍。

當村民們正忙著武裝起來，並決定該由誰走在最前頭去營救甜心小瑪蒂娜時，她正獨自面對著自己的困境。當她一隻腳的腳尖踩在橋上時，自我妖怪正從橋下那又髒又臭的泥巴裡緩緩升起，準備來吃掉她。

他從那座長長橋下慢慢地爬出來，手上和膝蓋上的泥巴發出吸吮及啜飲的聲音。接著，他就像食人妖怪會做的那樣，左搖右晃地拖著步伐，一步步走向這個小小的小女孩。自我妖怪把自己鼓起來，他是一個滿身黏液的巨大紫綠色妖怪。他的牙齒像破碎的綠色玻璃，長長的臭麵條從他的嘴唇垂下，掛在下巴上，離瑪蒂娜那張仰著的小臉蛋只有幾公分。

自我妖怪吼道：「我要把妳吃掉！」

甜心小瑪蒂娜看著那個可怕的老妖怪，開始有些害怕，但由於她已經進入了她的快樂天地，所以恐懼只持續了一瞬間，然後就消失了。她站在那裡，雙手放在背後，一句話也沒說。她知道明智的做法是，等一個憤怒的人不再大吼之後再開口。

但是，那個憤怒的老妖怪吼得更大聲了：「快逃跑，否則我馬上吃掉妳！」

接著，甜心小瑪蒂娜用稚嫩的聲音問了一個問題，讓自我妖怪當場愣住了。「為什麼？」她問道。

「為什麼？」他低吼著，難聞的口氣讓甜心小瑪蒂娜皺起了鼻子。「為什麼？妳是什麼意思，為什麼？」

「為什麼你想吃我呢？」她輕聲問道。

「因為，因為，呃——我想吃妳是因為……」但他說不下去了，他的腦袋裡想不出答案。事實上，他什麼也想不出來，這實在是太奇怪了，因為自我妖怪平時總是有很多想法。他會想著吃掉小女孩，想著把泥巴扔在乾淨的白床單上，把蝴蝶踩扁，張大嘴巴吃東西。他腦子裡有千奇百怪的想法，但現在，他的腦袋變得一片寧靜。你知道嗎？那感覺真好。

自我妖怪有些慌亂，結結巴巴地說：「我，呃——我現在想不出來，但我知道在我的記憶裡一定有個很好的理由。我……我就是知道。」

但他感覺自己不再像剛才那樣自信了。

接著，甜心小瑪蒂娜問了一句讓他內心微微一震的問題。

她用稚嫩的聲音問道：「你最想要的是什麼？」

這個問題聽起來簡單，但無論自我妖怪怎麼回答，都感覺不太對勁。他想要跟國王一樣多的財寶嗎？不。他真的想吃掉甜心小瑪蒂娜嗎？其實也沒有，他還挺喜歡這個蒼白的小女孩。他想要更多的食物嗎？還是住在一座又新又乾淨的橋下？或者是一輛能跑得飛快的紅色玩具消防車？不，不，不！他仔細想了一下，發現自己根本不知道自己最想要什麼。也許，他最想要的是——什麼都不要。

自我妖怪低頭看著甜心小瑪蒂娜那純真的臉龐，他感到困惑，因為他真的不想傷害任何人或任何東西。當他凝視著她時，甜心小瑪蒂娜的手從背後伸出來，把一朵在路旁草地上摘下的金黃色雛菊遞給自我妖怪。妖怪漆黑的眼眶裡凝出了一滴巨大的綠色淚珠，沿著尖尖的臉頰滾落，掉在地上，把灰塵砸出一個小坑。

甜心小瑪蒂娜說：「不要哭，妖怪先生。我會教你如何找到你內心的快樂天地，這樣你就再也不會感到悲傷了。」

然後她把方法教給他。

自我妖怪感覺他的心臟越來越大，就像一個充滿氦氣的氣球，彷彿把整個胸膛都撐滿了，讓他能飄上天空，超越雲端。他這輩子第一次感到真正的快樂，並且非常感謝甜心小瑪蒂娜帶他找到了他的快樂天地。

接著，自我妖怪深深地鞠了個躬，揮動他巨大的紫色手臂，指向那座長長橋。然後，他用溫柔的聲音說了一句讓甜心小瑪蒂娜感到無比快樂的話。

他輕聲說：「妳可以通過了。」

於是，她便走過去了。

與此同時，村民們正緩緩地往長長橋前進，準備從邪惡的自我妖怪手中救出甜心小瑪蒂娜。他們並不知道，她正在跨越美麗的藍色湖泊。他們走得很慢，因為走在前面的人總是找藉口跑到隊伍後面去。二十三個村民停下來繫鞋帶，讓其他人從身旁走過，十四個人的鞋裡進了小石子，或是抱怨腳上起了水泡，不得不坐下來休息，七個人突然腰痛發作，還有十一個人突然想起自己忘了把家中的爐火關掉。這些人大多是從未煮過飯的男人，但他們暗自發誓，只要不必面對凶狠的自我妖怪，就從今天起學做飯。

終於，剩下的村民們來到了橫跨美麗藍色湖泊的長長橋。他們看見自我妖怪正站在橋的入口處，聞著一朵雛菊。他們馬上明白，那一定是甜心小瑪蒂娜的雛菊，因為沒有哪個有自尊的妖怪會去聞這樣嬌小的花朵。

大家都非常驚慌害怕，有人喊道：「你把我們的甜心小瑪蒂娜怎麼了？」

自我妖怪回答道：「我讓她通過了那座長長橋。」

「騙子！」另一個村民喊道：「你把她吃了！」

其他人也跟著喊叫，揮舞著掃帚和網球拍，對詫異的食人妖大吼大叫。

「是真的。」自我妖怪回答道：「她已經到美麗藍色湖泊的另一邊去了。」

村民們的憤怒超越了恐懼，開始向自我妖怪逼近，那個拿著搖搖晃晃舊劍的人則緊緊跟著前面的人。他心想，等自我妖怪忙著吃前面的人時，他就有時間逃跑。儘管他手裡拿著那把搖晃的舊劍，但其實他並不勇敢，只想讓別人以為他很勇敢罷了。

就在這時，自我妖怪向前走了一步，想把雛菊展示給村民們看，告訴他們，這是甜心小瑪蒂娜送給他的。他想告訴他們，是她教會了他如何找到自己的快樂天地，現在他們是朋友了。她甚至幫他清除了那些很壞的想法，現在他的內心充滿了一種既奇妙又愉快的感覺，讓他想幫助別人，而不是傷害他們。

然而，當他向村民們走去，想展示那朵雛菊時，走在前面的村民驚慌失措地向後倒下，同時，站在拿著舊劍的男人後面的人把他往前推。那個男人一個踉蹌摔了出去，手中的舊劍一下刺中了自我妖怪的左膝蓋。

如果你或我被一把搖搖晃晃的舊劍刺中左膝蓋，可能會很痛，但只要用點乾淨的水清洗一下，貼上繃帶，再加上些許照料，我們很快就會好起來。但對於妖怪來說，情況可不一樣，唯一可以讓妖怪受傷的地方是左膝蓋，而用一把搖晃的舊劍刺中左膝蓋，是殺死妖怪的唯一方法。

自我妖怪捂住他的左膝，村民們眼睜睜地看著他倒下，接著發生了非常離奇的事情。他的身體開始變得越來越輕，彷彿正在化為天使的塵埃，然後，他的身體變成了光，消失在空氣中。不久前他還在那裡，但轉眼間——噗——他就不見了。

當自我妖怪的左膝蓋被刺中時，他感受到一種奇怪的感覺，彷彿他的心臟真的在擴張，而他也真的開始漂浮起來，越來越高，超越了雲端。當他飄浮到雲端上時，往下看見那個刺中他的人高舉著搖搖晃晃的舊劍，喊道：「我做到了！是我用我的技巧和機智，殺死了那個凶惡的老妖怪。我是村裡最勇敢的人，你們都應該買東西送我，永遠對我好！」

就在那時，另一件奇怪的事情發生了。不過，村民們已經對怪事見怪不怪了，畢竟這一天發生了太多奇怪的事，而且還沒到午餐時間呢！他們看到那個拿著劍的男人身上發生的事情，不禁往後退了一步，驚呼道：「天啊！」

那個手持搖晃的舊劍、正在吹噓自己勇敢殺死凶惡妖怪的男人開始變化，他的皮膚變成紫色，上面長出了綠色斑點，變得黏滑又臭氣熏天，還滿是疙瘩。他長出了鋸齒般的牙齒，就像破碎的綠色玻璃，上面掛著幾條舊麵條。他的口氣開始混合著鮪魚、花椰菜和髒襪子的味道。而他的眼睛也變了顏色，一隻變成紅色，另一隻變成黑色。村民們指著他，齊聲喊道：「自我妖怪！自我妖怪！自我妖怪！」

那把搖晃的舊劍從男人手中滑落，沿著岸邊滑進了清澈而深邃的美麗藍色湖泊，再也沒有人見過它。而那個吹噓的男人真的變成了一個凶惡的老食人妖。他感到十分羞愧，默默地沿著河岸溜走，躲到長長橋下。當晚，他悄悄地離開，搬到遙遠的長途山深處的一個山洞裡，從此再也沒有人見過他。

然後另一件奇怪的事情發生了（好吧，好吧，這是這個故事中最後一件奇怪的事情，我保證）。

甜心小瑪蒂娜正從美麗藍色湖泊的另一邊走回來，她的笑容比以往任何時候都更甜美。你猜怎麼著？她走路時，腿上不再需要支架了！所有的村民圍繞著她，將她高高舉起。她的父母對她又抱又親，跟她說有多麼高興她回到了他們身邊。

他們問：「妳去哪裡了？」

甜心小瑪蒂娜回答道：「我會告訴你們！」

接著，她向村民們說她穿越那座長長橋的旅程：

「我走了很長的一段路，本來以為無法走到長長橋的盡頭，因為支架讓我的腿變得非常疲憊。我停下來看著美麗藍色湖泊水中的倒影，看到閃閃發光的魚兒在湖底盛開的花朵間唱歌、玩耍。那一切非常美妙，我很想留在那裡，但心中有個小小的聲音催促我繼續前進，所以我繼續走，走啊走，走了很久，終於看到長長橋的盡頭。

「當我抵達時，我向遠方眺望，卻什麼也沒有。我凝視著眼前的一片空無，依然看不見任何東西。然後，我從長長橋上邁出一步，進入那片無物之境，這時我感覺到我的雙腳開始微微刺痛，並開始消失。那並非一種不好的感覺，而是一種美妙的感受，就像走進了溫暖的浴池，卻不會弄濕身體。接著，我的腿開始消失，我的肚子、胸口、手臂和頭也開始消失。

「我不知道我在那裡待了多久，但我沒有睡著。我是清醒的，可是我看不見、聽不到，也感覺不到任何東西。突然間，我發現自己又站在長長橋上，面對著回家的方向，於是我開始踏上回家的漫漫長路。然後發生了一件奇妙的事情。我的支架從腿上掉了下來，我漂浮起來，身體離開了長長橋，越飄越高，直達天空。我不停地往上升，像一隻美麗的鳥兒一樣飛翔！我飛越美麗藍色湖泊的清澈水面，看到自己的倒影在看著我，這一切是如此妙不可言。我感到勇敢、開朗，並且非常非常快樂。那種感覺就像我愛著一切，也像我的快樂天地不斷擴大，直到填滿了整個廣闊的世界。

「我飛到高高的雲端，一點兒也不覺得累。我在雲朵之間跳來跳去，像在彈簧墊上蹦蹦跳跳似的，頭髮幾乎都飛了起來，真是太好玩了！然後，我躺在一大片柔軟的白雲上，直盯著雲層之外的藍天。你知道嗎？我看見一位非常美麗的天使飄過來。他的光之羽翼又寬又大，從齒間垂下發光的絲線，像一串串由天使光芒製成的義大利麵。他向我揮手，送了個飛吻，然後飄向雲層之外，逐漸消失在視線中。

「然後我翻過身趴在雲上，從雲邊探頭往下看。你們知道我看到了什麼嗎？我看到那座美麗的藍色湖泊，和通往無物之境的長長橋。但最重要的是，我看見你們全都站在長長橋的另一端，而且你們看起來都非常、非常難過，於是我飛下來看看是怎麼回事。現在我來到這裡了，我看到你們都很開心，這也令我感到開心。」

所有的村民開始返回位於山丘另一邊的村莊。甜心小瑪蒂娜牽著父母的手，邊走邊抬頭深情地望著母親，然後又看看父親；當她同時看著兩人時，心頭湧上了一股深刻且無窮盡的愛。這份愛包圍著她的父母，再蔓延到那忙碌小村莊的每個人身上，他們因此感到幸福，也不需要再那麼忙碌。甜心小瑪蒂娜和父母回到寧靜的小村莊，從此過著幸福快樂的生活。

在美麗的藍色湖泊、那座長長橋的旁邊、自我食人妖的眼淚落入塵埃的地方，長出了一株金黃色雛菊。

劇終

教孩子做覺察振動療法

孩子的心智天生就容易覺察自身的「安樂感」，然而，隨著孩子的成長，這種傾向會逐漸消退，因為他們受到有控制欲的父母、老師，甚至同儕的影響。

隨著年齡增長，孩子會拋開嬰兒時期那種完全的無助與自由，轉而學習管理和組織自己周遭的事物與人際關係。他們必須學會在既定的界限內生活，這種成長是必要且有益的，因為每個人都必須學會自信自立，才能培養成「自性」的自信自立。

適應成年期的壓力是必要的，但這並不是問題所在。問題在於，一旦我們學會了如何掌控生活，也必須重新找回遺失的喜悅，也就是童年時那份自然覺察安樂感的能力。

一個孤單的孩子無法生存，他必須先學會生存的技能，一旦掌握了這些技能，他才能長大成人。

為了完成生命的循環，成人必須重新探索童年那片奇幻天地，重新認識他的自性。在那裡，兩者合而為一：內在的孩子成長為大人，而成人也變得更童心未泯。這樣的結合就是在界限內的自由，兼具兩者的優勢，在本質上，我們得以「兩全其美」。

身為成年人，其實我們並未結束成長。我們所謂的成年，比較像是一種延長的青春期。正是這世界上的成年人，不論是否出於善意，將我們帶到了當前這個懸崖邊，使我們目睹文化逐漸瓦解、人性不斷流失的險境。我們具有無窮的愛與智慧，但這些能力卻很少展現出來。大多數成年人由於無知或怠惰，並未欣然接納他們童年的那份純真。

這是成年人犯下的第二個嚴重過錯，而最嚴重的過錯則是令孩子無法認識他們的自性。如果我們的孩子能夠學會成為完全覺察內在本質的自由成人，並能安於安樂感的滋養懷抱中，人類所有的不幸——我的意思是全部的厄運——在一代人之內就會消失。

我在此提供你這項選擇：教導你的孩子（每一個你所認識的孩子）自性覺察的簡單法則。不斷提醒他們周遭簡單而基本的喜悅，以及永恆閃耀的安樂感的存在，讓他們現在就有機會獲得自由，並且選擇在成年後持續這份自由。

讓他們學會，自性是瀰漫在一切變化中的永恆存在。給予他們這一生中最棒的禮物，然後退後一步，靜觀和平如何悄然降臨人間。

練習兒童覺察振動療法

兒童學習覺察振動療法的年齡因人而異，這取決於孩子的性情、天賦、生活經歷和情緒成熟度。要在孩子幾歲時開始引導他們探索內在，需要視他們的個性與成長情況而定。

一旦孩子能夠辨識自身的情緒，便可以準備帶領他們進行。如果孩子太年幼，你可能需要先協助他們學習分辨正面和負面情緒，再介紹「兒童覺察振動療法」。

這對男孩子來說尤其重要，因為某些文化也許會鼓勵他們為了準備長為成熟的男人而壓抑情緒。當孩子能夠辨識自己的情緒時，便已經準備好學習兒童覺察振動療法。

正如你學會追隨自己的想法進入內心寧靜的層次一樣，你也將一步步引導孩子有意識地欣賞他們自身所體驗到的安樂感——他們的內在本質。整體的重點在於，讓孩子將注意力短暫地轉向內在，最好在他們玩耍或進行日常活動時培養這種覺察能力，這樣他們便能隨時辨識自己當下的感受。根據孩子的不同情況，這需要一些時間，而且不宜操之過急。光是這種對身體、想法和情緒的覺察過程，就十分令人感到安穩，並能快速引導他們進入安樂感。

做一項能激發孩子快樂、興奮或歡笑等正面反應的活動，這可以是他們喜愛的靜態活動，像是看故事書、玩玩具、認識自己的身體及其運作方式，或只是輕聲的互動對話。

大聲朗讀前面提到的〈甜心小瑪蒂娜與凶惡的老食人妖〉這個故事，能提供豐富的互動情境和情緒表達，是引導孩子探索內心世界的絕佳途徑。

最好從孩子已經熟悉的感官體驗入手，然後逐步引導他向內在探索。例如，假設你正與兒子一起坐在地板上，讓他伸出手並注視自己的手掌。接著，你輕輕地用手指劃過他的小手，並問他感覺如何。他也許會說「癢癢的！」然後咯咯笑起來。你再問他這讓他心裡有什麼樣的感受，他也許會回答「開心」，並露出燦爛的笑容。

這樣，你便已溫柔地將他的覺察從外部導向內在。現在，他已經準備好覺察心智更深處、更靜謐的領域，以及安樂感的完全寧靜。

從讓孩子感受到平靜的情緒開始，例如快樂與愛。當孩子感到正面情緒時，請他描述這種感覺，然後，引導他保持安靜，仔細觀察或感受這種情緒，看看會發生什麼變化。

這是「兒童覺察振動療法」過程中微妙且重要的一步。孩子需要「觀察」這種感覺，看看它接下來會如何變化。你可以告訴他，他是一隻貓，而這個情緒是一隻老鼠，並說：「仔細觀察，看老鼠接下來會做什麼。」正如你學習時的體驗一樣，你是透過平靜的注意力來發現安樂感，而你的孩子很快就學會如何讓身心保持平靜。

這樣的練習可以持續最多十秒，因為孩子的注意力很容易被其他事物吸引。簡短交談後，再次引導他的覺察回到美好的感覺上，並指出當他專注觀察自己的情緒時，內心會感到更安寧、更平靜定或更快樂。他的覺察能力在不斷提升，從情緒轉向更深層、更穩定的寧靜與平和——也就是安樂感。

然後提醒孩子：「當你靜靜地觀察自己的美好感受時，有沒有發現這讓你的內心變得既寧靜又快樂？」

請他觀察自己快樂、寧靜、平和的感覺，或任何他正在體驗的安樂感，然後描述他感受到的變化。或許他會描述自己的想法、感受，甚至說出一個小故事。盡量讓孩子多說一會兒，然後稍作停頓，問他那份美好的感覺是否還在。他大多會回答：「還在！」

你再請他觀察這份美好的感覺，並指出這如何讓他的內心感到快樂。告訴他，這就是他的「快樂天地」，是專屬於他的祕境。他隨時可以去那兒，當他感到疲倦、生氣或害怕時，都能進入他的快樂天地。那裡會像一位好朋友一樣，永遠等著他。

剛開始的時候，只要做短暫的學習，最多幾分鐘即可。很快地，你只要提醒孩子「去你的快樂天地」，他就能輕鬆覺察到自己的安樂感。最後，孩子會明白，無論何時想要，快樂天地都會一直在那裡。他將把這份喜悅帶入成年，並成為一個富有愛心的成年人，將這份愛分享給我們這個渴望安樂感的世界。

我建議你陪孩子安靜地坐著一、兩分鐘，每天幾次，讓他們進入自己的快樂天地。如果他們開始說話，讓他們說完，然後提醒他們靜靜地回到快樂天地，觀察裡面發生的變化：仔細觀察是否有任何變化。很快的，他們就會自發地進入快樂天地，或在稍加提醒下也能輕鬆進入。如果他們不閉上眼睛會更好，這有助於他們在玩耍或與他人互動時，也能辨識出自己的安樂感。

隨著孩子成長，可以逐漸延長兒童覺察振動療法的時間，但通常較短且頻繁的練習效果最佳。等到他們到了十歲或十一歲時，身心逐漸成熟，便可以閉上眼睛，探索心智更深處的寧靜。這會是完美的冥想，他們不用額外學習其他東西。他們可以每天進行一到兩次的閉眼兒童覺察振動療法。

一般來說，練習時間可以根據年齡來決定。例如，十二歲的孩子可以閉上眼睛進行十二分鐘，每天一到兩次。他們也可以睜開眼睛，隨時進入快樂天地，想要多繁頻、多久都可以。

＊＊＊

引導孩子認識他們的快樂天地，是你能給予他們的最重要的工具。你會看到他們臉上閃耀著內在的光芒，眼中映現著生命奧祕的驚奇。他們將把這份喜悅帶入成年，激勵其他成年人找到自己的快樂天地。

這會是你多年來在孩子心中精心播下的最珍貴種子綻放的時刻。開始吧！

附錄A：三角測量技術

運用覺察振動療法來療癒，其實是在體悟你並不是在進行療癒。你不是在創造正能量來對抗負能量，也不是在召喚其他力量或祕術來達成目標，而是在創造一個能促成療癒的氣氛。覺察振動療法會連接到一個完美秩序的場域（暫且這麼稱呼它），從那裡開始，你不用做任何事情，一切會自然地水到渠成。

習慣上，我會說「你療癒了」或「我療癒了」，但這並不完全正確。為了成功地創造一個療癒事件，我們必須從正確的角度去切入。當我說我們並未執行療癒時，這不是一種態度或哲學，而是基於觀察的簡單事實。這種療癒並不是外來的某種力量，而是你自身的本質——透過安樂感所映現的純粹覺察，就是這樣。

你會驚歎於自己的覺察所擁有的力量，但要明白，你並不擁有這股力量。你就是這股力量，而且很快就能親自體驗到它。

你將會超越過去幾十年來你精心建構的、用以界定自我的那些界限。這些界限使你的覺察局限於各種想法和事物，進而強化了「我」的概念。然而，當你初次體驗覺察振動療法時，這一切都將被拋諸腦後。

現在，讓我們捲起袖子，準備創造一個療癒事件。我們先從簡單的案例開始：一位朋友請你幫他緩解左肩疼痛及上背與頸部的肌肉緊繃。對於覺察振動療法來說，不需要知道病症的成因，療癒會自動在因果層面上進行。

作為引導者，你只需知道要達成的目標。很顯然，你的朋友希望緩解他的肩膀疼痛與肌肉緊繃，這是能推論出來的，也是你的意圖。這就是你所需要的全部資訊。

準備進行療癒

在開始之前，讓你的伙伴活動一下肩膀，以引發他想消除的疼痛。請他示範一下他的活動範圍如何受限，或是表現出該症狀如何影響身體的其他動作。

接著，請他在一到十的範圍內為疼痛程度評分（十為最劇烈），並記下這個數字。同時，養成在療癒前與後檢測的習慣也很重要，這樣可以為你提供寶貴的回饋，特別是在剛開始熟悉覺察振動療法的時候。

如果你是醫師，可以使用傳統療法所使用的檢測方法，例如，脊椎矯正師可以使用骨科與神經學檢測、觸診，甚至X光，來客觀地確認問題並評估改善的程度。

你只需要覺察到這個意圖一次即可。純粹覺察既不聾也不啞，它比你更清楚你的需求。純粹覺察會知道該做什麼、何時去做；這一點你可以放心。現在，你可以開始了。

三角測量：三步驟的覺察振動療法技術

在你伙伴的肩膀、上背或頸部，應該很容易找到一處緊繃或觸痛的肌肉。將你的食指指尖（接觸點A）放在這塊緊繃的肌肉上，稍微用力按壓，以感受肌肉的硬度或緊繃程度。接著放鬆，讓你的手指輕輕地停留在這塊緊繃的肌肉上。

然後，用另一隻手的食指（接觸點B）輕輕放在另一塊肌肉上，不必特別選擇緊繃或疼痛的肌肉，隨意選一處，把手指輕輕放上去即可。

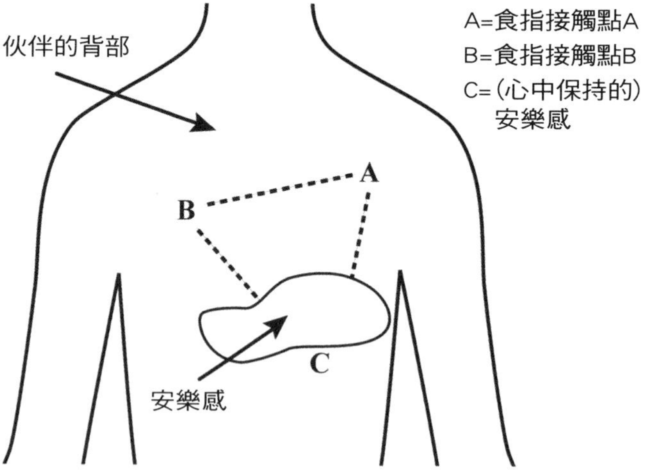

三角測量療癒技術

步驟一：把注意力全部集中在接觸點A，並充分覺察你所感受到的一切。花點時間去感受從肌肉傳到你指尖上的溫度、伙伴的皮膚或衣物的質感、肌肉往手指回彈的緊繃感等等。覺察手指和肌肉相互接觸的所有細節，這樣持續十到十五秒。

步驟二：如同在接觸點A的操作，將你的注意力高度集中在接觸點B。接著，同時清晰地覺察兩根手指的感受，保持這種覺察數秒鐘。在同時專注於兩根手指的過程中，你會注意到，另外有一個你正在觀察整個過程的進行。你，即你的覺察，正在覺察兩根手指。因此，你擁有對接觸點A的覺察、對接觸點B的覺察，並同時覺察到你對兩者的覺察。無論你能否清晰地覺察到這種現象，都沒有關係，這個過程會自然地發生，無需刻意努力。

步驟三：以這種方式保持對兩個接觸點的覺察時，什麼也不要做。沒錯，只要專注於你對兩個指尖的感受，如此即可。當你同時專注於這兩個接觸點，而且不做其他事情的時候，很快的，你會開始產生一種寧靜、寂靜，甚至平和的感覺，這是由你的延伸覺察所產生的「安樂感」。進行到這裡的時候，在你保持對接觸點A和B的覺察時，也將你的注意力轉到這個知覺上。

現在，你已經有了三個覺察點：接觸點A、接觸點B和你的安樂感。將它們一同維持在你的覺察中，這稱為「三角測量」。持續保持對這三個點的覺察，直到你感覺到伙伴身體的變化，尤其是他肌肉的反應（在你剛開始學習覺察振動療法時，這可能需要幾分鐘）。

你感受到的變化，也許是手指下的肌肉變得柔軟或放鬆，或是手指正在放鬆甚至「融入」肌肉中。或者，你會覺得你的伙伴在整體上更放鬆了：也許他的肩膀放鬆，或者他可能吐一口氣或深吸一口氣。

如果你們都站著，或許你會注意到伙伴開始微微搖晃，這是因為你的伙伴正在享受非常深層的療癒性休息，這是一種常見的反應。此外，你可能還會注意到他身體發熱，甚至出現流汗的情況。

所有這些變化都表示伙伴的身體正在療癒，並透過重新調整來消除一堆疼痛與緊繃。在觀察到任何這些跡象後，繼續維持三角測量，保持對兩個接觸點和安樂感的覺察，稍微停留片刻，然後再將手指移開。

恭喜！你已經完成了第一次覺察振動療法療癒。只憑兩根手指和你的安樂感，你已經消除了伙伴的痛苦！

或許你會好奇，在你創造這個療癒事件時，你的伙伴究竟經歷了什麼。答案是：什麼也沒有。在開始做覺察振動療法之前，我會告訴我的伙伴：「放任你的心智隨意漫遊，這樣就好了。」伙伴們常會問是否應該放鬆、冥想，或重複他們自己的意圖。

其實，他們應該什麼都不做，也不應試圖幫忙，因為這樣只會減少或抵消引導者帶來的效果。

原因在於，如果他們的心思忙於其他事情，會降低自己對覺察振動療法所產生的療效的接受程度。然而，處於「中立」狀態的心智則會自然而然、毫不費力地進入純粹覺察的療癒之流中。

務必讓你的伙伴感到舒適。如果他們願意，可以閉上眼睛，這就是他們所要做的全部準備。如果他們想幫忙，你可以告訴他們，最好的方式就是讓心智隨意漫遊，不需要有特定的趨向或意圖。

即使在最艱難的情況下，覺察振動療法依然能發揮良好的效果。你的伙伴可能正承受極大的身體或情緒痛苦。也許你要在急診室、擁擠的購物中心，或其他令人不安的環境中進行覺察振動療法，但這依然能產生療癒效果。

所以，不要認為你會受限於這些外在因素，但如果能選擇的話，寧靜的環境和配合的伙伴總是更為理想。

覺察振動療法療癒的簡要流程

・伙伴描述疼痛情況（可推知其意圖）。
・進行療癒前的檢測。
・覺察接觸點Ａ（緊繃或疼痛的肌肉）。
・覺察接觸點Ｂ。
・同時覺察接觸點Ａ和Ｂ。
・等待安樂感的出現。
・保持對Ａ、Ｂ和安樂感的覺察。
・觀察伙伴的肌肉放鬆、身體搖晃、呼吸變化或其他放鬆的跡象。
・進行療癒後的檢測。

附錄B：常見問題

1 覺察振動療法能幫助我愛自己嗎？

我每天早晨都騎自行車上班，路程約有十公里，沿途會經過一片美麗的森林，那裡讓我感受到大量的能量。

昨天，我自然而然地感覺到一些美好的感受，於是我告訴自己可以讓呼吸變得更深、更有力。我在心中進行了覺察振動療法，幾秒鐘後，我的呼吸確實變得更有力了。我感謝宇宙給予我這次的體驗。

我有兩個問題：

第一，這幾個月來，我一直為自己無法愛自己而感到沮喪。我的父母教導我，要為他人付出，但不必為自己付出。請問覺察振動療法可以幫助我療癒自己嗎？如果可以，該怎麼做呢？這個問題對我來說涉及很多情緒，我也覺得自己沒有合適的能量來進行覺察振動療法。

第二個問題比較簡單：我可以在別人不知情的情況下，為他們進行覺察振動療法嗎？還是我必須徵求他們的同意？我覺得覺察振動療法可以幫助我們拯救自己和地球。

答覆：

感謝你的美言。這個世界，就如同你我一樣，都是純粹覺察。在某個層面上，並不需要去「拯救」任何人或任何事。正是因為認知上的差異，才讓自我將事物分為正面與負面，但最終一切都會順利解決。

你最好的做法是進行覺察振動療法，並提升對純粹覺察的體悟。事實上，這是任何人唯一能做且需要做的事，其他一切自會水到渠成——你會看到的。

現在，讓我們談談如何愛自己。這裡存在兩個自我：「自我」（ego），即「小我」（me）；以及「自性」（Self），即永恆、不滅、純粹的愛。我喜歡用「小我」來指自我，以免混淆。「小我」是你那相對、變化無常的部分，帶有過去與未來，但沒有現在。而「自性」就活在當下。「小我」是你所認為的自己，你可能會說自己是一個三十五歲的女性，是一位母親，或許不喜歡自己的工作，卻熱愛在森林中漫步。明白了嗎？「小我」是有限且多變的，但「自性」則不然。「自性」是覺察曙光的表現形式，而「自性」的另一個名稱，你知道是什麼嗎？它也叫做「安樂感」。

沒錯。自性就是安樂感。因此，自愛就是對安樂感的純粹覺察，不是嗎？當你覺察到你的安樂感時，感覺良好，對吧？你會感到平靜、安寧、喜悅，或是至福。首先，體悟到純粹覺察，然後留意那份感受，也就是你的安樂感，或是你內在且無限的自性。當你覺察到自性時，總是會接受它，就是這麼簡單。覺察振動療法是一種直接的自愛方法，持續練習各種形式的覺察振動療法，你會越來越深愛你的自性。

當你進行覺察振動療法時，不需要任何人的許可，因為你並沒有在「做」任何事情，只是帶著自己的意圖，然後體悟到純粹覺察，讓純粹覺察去完成所有的工作。事實上，並沒有你，沒有我，也沒有別人，只有覺察的存在，而覺察不需許可便能自我作用。實際上，覺察也無法做任何事，不過我們將這個話題留待以後再說。

你、我，以及這個表面上的宇宙中的一切事物，其實只是假象，它是一場分離的夢境。純粹覺察和安樂感讓我們得以「醒來」，並觀察這場夢的夢境。這就像當我們熟睡並開始做夢時，卻能意識到自己正在夢中（清醒夢），我們逐漸覺察到自己正在夢中體驗清醒的夢境。

我們沉浸於純粹覺察中，這會淨化任何負面或錯誤的意圖。覺察振動療法不會帶來任何傷害，因此，假如我們不該為他人執行覺察振動療法，它就不會產生效果。真的就是這麼簡單。

2 覺察振動療法有助於解決情緒問題嗎？

我的伴侶受到情緒問題的困擾，覺察振動療法能幫助他嗎？

答覆：

我們不需要去擔心一個人為什麼受苦，例如，童年不幸或是自尊問題。我們甚至不需要知道背痛或腳踝扭傷這樣的身體不適是什麼原因引起的，我們只需認識純粹覺察。一旦我們體悟到純粹覺察，療癒就會自然而然地發生，對我們的伴侶和我們自己都是如此。相當神奇，不是嗎？

當我們的覺察偏離純粹覺察時，就會忘記它是萬物和諧的力量。我們很容易就被日常生活的浪潮席捲而去，然而，當我們將自己穩穩地安置在純粹覺察的汪洋中時，憂慮和苦痛的浪潮便無法使我們偏離正軌。

我可能把這個比喻延伸得有點過頭了，但你明白我的意思。你的伴侶被自己行為的結果壓得喘不過氣，卻忽略了其中更深層的意義：絕對的平靜。

覺察振動療法並不直接治癒任何東西，無論是執行者或此技術都沒有治癒的效果。真正的療癒來自於對純粹覺察的覺察，而覺察振動療法只是教你如何體悟到純粹覺察。

如果你的伴侶能夠體悟到純粹覺察，那麼他或她就會開始療癒。這種療癒來自純粹覺察的智慧，而不是按照任何特定的時間表發生。所以，準備好進行覺察振動療法，然後靜靜觀察，看看會發生什麼事。

因此，我無法告訴你需要做多少次覺察振動療法才有效果。我只能說，所有的問題最終都會臣服於純粹覺察的終極療癒力量，而且在各個方面，這種療癒會發生得更迅速、更全面。

3 覺察振動療法能影響天氣嗎？

我們這裡的天氣非常極端，既炎熱又「雷電交加」，我覺得這對我的情緒和身體造成了很大的壓力。覺察振動療法能有所幫助嗎？

答覆：

那些研究《梨俱吠陀》（*Rigveda*）的學者能影響天氣。有一位朋友曾告訴我，他親眼目睹有人讓頭頂上的雲層聚集又散開。如果他們能做到，那你何妨一試？我自己也曾經成功做到一次，但隨後興奮過度、自滿了，結果再也無法做出那樣的事蹟。

以下是影響天氣的方法：簡單地設定你的意圖，然後開始進行覺察振動療法。如果你發現自己正坐在一灘汗水中，一邊拍打蚊子，那就再做一次覺察振動療法。天氣會遲早改變的，因為它總是這樣。

如果你願意，當然可以認為這要歸功於你，但最好是只管繼續進行覺察振動療法，並數一數臉上流下的汗珠就好。

天氣和其他環境因素總是會對你的身心產生影響，然而，即使在情緒不安的時候，平靜依然存在。去尋找那份寂靜；在寂靜中，你會找到平靜。或許你會滿身大汗，但滿身大汗卻平靜，總好過滿身大汗卻心懷憤怒或恐懼。

4 我真的有必要觸碰我的覺察振動療法伙伴嗎？

我是一名在德國執業的心理治療師，有個問題想請教你。我們真的有必要觸碰個案嗎？假如個案向我傾訴問題時，我處於覺察的狀態，是不是也會產生效果嗎？覺察是不是應該為個案找到合適的解決方法，並指引他們邁出下一步呢？我使用平時的療法，但我相信有另一種力量在引導整個過程。

純粹覺察不是應該一直陪伴著我們，並且在對方毫不知情的情況下也能治癒嗎？在我看來，一個很大的問題和危險是，我們的自我會迫不及待地將成功視為個人的成就。自我會說：「我現在是個偉大的療癒師了！」我認為，運用這種方法需要相當成熟的心態。你認為，自我也可能隨著覺察振動療法而成長嗎？

答覆：

不，不一定要觸碰到對方（請參閱本書第七章關於「遠距覺察振動療法」的部分，或參考《靈性療癒的祕密．覺察振動療法》中更詳細的解釋）。其實覺察振動療法只有純粹覺察，並未牽涉到任何「其他」力量。事實上，並沒有什麼地方要去，也沒有什麼事情要做，只是從表面上看來，有一個療癒的過程需要完成。

於是我們啟動這個過程，然後觀察。我以這種方式教學，是為了搭建一座從「一般思維」到「無思維」的橋樑。

不要把覺察振動療法與其他的概念、想法、情緒、感覺或任何其他事物混合使用，覺察振動療法在其原本的形式下最有效。如果想加入其他技術，請在完成覺察振動療法之後再進行。

將想法或情緒帶入其中，只會把你引導回心智之中，而心智是自我的遊樂場。當你按照教學方式精確地進行覺察振動療法時，自我會放手，而不是變得更強大。隨著時間的推移，覺察振動療法最終會讓自我在「相對性」這個場域中嬉戲，而不會去掌控一切。自我會變得像一隻令人喜愛的小寵物，可愛、調皮、活潑。這是一種充滿喜悅的存在狀態，對於一天裡能多做幾次覺察振動療法的人來說，並不難以領會。

5 我需要知道問題的原因嗎？

我一直在克林哈特（Klinghardt）博士的指導下練習應用人體運動學。該理論認為，情緒問題和疾病的出現必然有其原因。因此，如果你透過覺察振動療法治癒某人，那麼這個問題的根源依然存在，所以我認為，如果這個人不去改變問題產生的原因，問題可能會再次出現。我的理解正確嗎？

答覆：

有關情緒問題——其實應該說任何問題——其原因並不重要，解決之道在於更多的純粹覺察。傳統思維講究「因果關係」：找到並消除原因，便能消除結果。這種方式適用於生活中的相關層面，但現在已經發現了一種更根本的解決問題的方法：讓安樂感來進行療癒吧。

你不需要改變自己，因為安樂感會自然而然地改變你的狀態。你可以、也應該繼續使用你的相關療癒技術，只要在開始時加入覺察振動療法，你的安樂感自然會引導療癒效果。採用這種方法的醫師發現，他們的療法變得更有效。他們不用像以前那麼辛苦，而且療癒的效果更深層，影響也更廣大。

根據我的臨床經驗，這些改變相當穩定，然而，當然需要更多的研究來支持這個說法。我的建議是進行覺察振動療法，並觀察其結果。一個人越能實現純粹覺察，就越能散發出和諧的氣息。請讓我知道你的研究結果如何。

6 全世界有多少覺察振動療法老師？

我妹妹告訴我，有一位在德國教授覺察振動療法的男士是你訓練的，但我不確定這是否屬實。你能告訴我目前世界上有多少位覺察振動療法老師嗎？

答覆：

目前，世界上只有一位覺察振動療法老師，你猜是誰……沒錯！就是我。雖然覺察振動療法的快速療癒過程很容易學習，但需要執行者清晰且深刻地體悟到純粹覺察，並理解它如何在生活的各個層面上顯現。我懷疑那些自稱在教授覺察振動療法的人，是否真正展現了覺察振動療法過程的深層價值，或清晰地體驗到純粹覺察。假如真的是這樣，他們會發展出自己的技術，而不是借用他人的。當我們完全體悟到純粹覺察時，就不存在任何限制，人人都能共享這種豐富的資源。

我寫這本書，是為了讓任何有意願的人都能自行學習覺察振動療法，我最想達到的目標是：看到許許多多、數以百萬計的人開始體悟到純粹覺察，而我所知的最有效且最快的方法，就是透過覺察振動療法。純粹覺察是每個人與生俱來的權利，正因如此，它是自然且容易學習的。我知道許多人透過閱讀這本書而學會了覺察振動療法，並教給其他人，這確實讓我感到非常欣慰。

一對一教授覺察振動療法，是在最深的層次建立聯繫的美好體驗。當然，在教學過程中難免會出現一些不純粹或不準確之處，這是預料之中的。但隨著時間的推移，這些不純粹之處會逐漸消融，因為體悟純粹覺察的過程本身會做修正。根據我的經驗，那些試圖向團體教授覺察振動療法的人，所帶來的影響通常弊大於利。團體教學會成倍地增加錯誤的傳遞，老師的一個錯誤會被放大數倍。當時機成熟時，我會幫助有意願成為覺察振動療法老師的人，但在此之前，請享受這份從心到心、一人傳授一人的寶貴教學之樂。最重要的是，不要從你教過的人那裡接受金錢、禮物，甚至是讚美。這樣可以確保你的自我不會干涉這個過程，使教學保持純真與純粹。

7 對於「肌萎縮性側索硬化症」這類慢性疾病，我應該使用什麼意圖？

我今年三十歲，被診斷出患有肌萎縮性側索硬化症，也就是史蒂芬·霍金（Stephen Hawking）所罹患的疾病。主流醫學對於如何阻止或影響其進展束手無策，所以我正在尋找對抗這種疾病的其他方法。

我是現代量子物理哲學的愛好者，所以在三天前買了你的書，我只能說我非常喜愛這本書！你的方法似乎非常強大，但在進行練習時，我在感受體外的純粹覺察方面遇到了一些困難。我每天都在練習。

你的技術能用來自我療癒像我這樣的慢性病嗎？我應該如何表達這個療癒的意圖呢？這種疾病非常複雜，而你提到意圖應該是精確且簡單的。

答覆：

是的，利用覺察振動療法進行自我療癒是可能的。然而，在剛開始時，療癒他人通常會比療癒自己容易，因為我們往往會執著於個人的療癒需求，而任何執著都會成為阻礙。

雖然覺察振動療法並非一種能量技術，但當你體悟到純粹覺察時，療癒能量會自然生成並流向所需之處。對於肌萎縮性側索硬化症這種慢性疾病而言，你的身體與心智會吸收大量療癒能量，但你可能無法立刻看到結果，不過結果終究會出現。然而，具體的結果和程度是未知的。在你體悟到純粹覺察時，有時會發生奇蹟般的事情。雖然你應該保持樂觀，但也應該面對現實，你的疾病很可能會繼續進展。即使覺察振動療法無法治癒你，它也絕對會在生理、心理和情緒上幫助你。真正的價值在於放下對身心的執著，找到內心的平靜。即便你的身體狀況可能惡化，但對內在本質的覺察將使你免於痛苦，從這種疾病的束縛中解脫。

你的療癒意圖應該非常溫和，而且你應該一點也不執著，也就是說，只要簡單地想著你希望發生的事情，然後進行覺察振動療法，接著放下這個意圖。「放下」的意思是繼續過你的生活，不要刻意尋找結果；當結果出現時，你自然會注意到它們。假如結果在你未刻意尋找時出現了，那麼你就知道它是真實的。整個過程就是這麼簡單，你越不執著於結果，效果就會越好。做覺察振動療法，然後過生活——如此而已。

8 為自己做覺察振動療法時，為什麼效果似乎比較差？

我懷著極大的興趣閱讀你寫的《靈性療癒的祕密．覺察振動療法》，並且立刻開始練習。經過幾次嘗試自我療癒後，我的效果不太明顯。然而，有一天我感到特別快樂。我不確定自己是否正確地使用了這個方法，是否應該先在他人身上練習比較好？是否需要事先培養覺察能力？

我有冥想、靈氣（Reiki）、情緒釋放技術（EFT）等方面的經驗，我原本以為它們對我有所幫助。我的主要問題是支氣管和鼻腔的毛病，經常需要以咳嗽的方式排痰，也可能有一點過敏。我非常希望能獲得一些指導，因為我即將去北海的一個島嶼度假兩週，計畫在那裡練習或嘗試自我療癒。

答覆：

有時候，先從幫他人療癒開始會更好。當你在自己身上施作時，容易不斷觀察和尋找結果，這會讓你失去對純粹覺察的覺察。我建議你經常回顧本書第一部分的指導，直到你對覺察振動療法感到更熟悉。記住，它應該是輕鬆、無需費力且有趣的，不要讓它變成一項苦差事。安樂感是微妙的，你無法用強迫的方式完成這個過程。它不像在製作鳥屋，要把所有零件拼在一起，然後用釘子和膠水固定住。覺察振動療法是一個溫和的拆解過程，很像是看著沙堡逐漸被海水沖回大海。

有一件很棒的事情是，你可以造訪覺察振動療法網站（www.QuantumEntrainment.com）並參加覺察振動療法論壇。在那裡，來自世界各地的人們聚集在一起，分享他們對覺察振動療法的學習心得，並幫助他人理解實際應用方式。論壇中還有一個專門的討論區，提供給希望以遠距方式接受或施作覺察振動療法的人使用。覺察振動療法論壇充滿活力、支持與鼓舞。

另一個建議是找到一位朋友或有意願與你一起練習覺察振動療法的人，彼此相互練習。每天都要做；如果可能的話，每天多做幾次，次數越多越好。實際上，你們甚至不需要親自見面，因為覺察振動療法在遠距的情況下也同樣有效。你給予得越多，療癒得也越多，這是一個非常重要且強大的療癒原則。無需在意回報，只管不斷付出；結果會讓你驚喜萬分。

最好的做法是盡可能頻繁地為自己和他人做覺察振動療法（每天二十到三十次是理想

的次數），每天多次進行遠距和延展練習。對於像你這樣的慢性疾病，需要花費一些時間才能見效。當然，你也應該尋求醫師的治療。做這些練習，然後讓我知道你進展的情況。參加覺察振動療法工作坊也非常有幫助。

9 當我為家人做覺察振動療法時，效果會比較差嗎？

我正在急切地尋求幫助我的丈夫的方法。他在心理和生理上都患有疾病，也對許多事物和人感到恐懼。他已經多年沒有外出，晚上無法入睡；此外，他還有呼吸困難、糖尿病、腹痛和其他疼痛等問題。我最擔心的是，也許哪天他就突然走了。

我無法支持或幫助他，因為我對他的情況感到無助、渺小，並且充滿內疚。為此，我正接受心理醫師的輔導。我正在閱讀你那本出色的書籍，希望覺察振動療法能幫助我們。

答覆：

如果你認識其他懂得覺察振動療法的人，請他們為你的丈夫療癒，即便是遠距方式也可以。我認為，你可能過於投入在這個問題上了，而由於你在覺察振動療法方面還是新手，也許會急於尋找結果，這反而是最不容易獲得結果的方式。剛開始練習覺察振動療法時，急於尋找結果是很自然的，因為你非常渴望看到改變。覺察振動療法最有效的方式是進入純粹覺察，然後讓它自行進行療癒。你可能需要一段時間才會看到結果，然後，突然間，奇蹟就發生了。

由於你丈夫的健康問題較為嚴重，最初可能不會看到太大的變化。最好是由你和其他人一起幫助他。我不清楚他的心理狀態或意願如何，但如果可能的話，讓他學習覺察振動療法，並嘗試為他人進行療癒。這對他來說會是一件好事，因為，為他人進行療癒能幫助他比只專注於自我療癒，獲得更多的療癒效果。

10 覺察振動療法與其他療癒技術相比如何？

我是個醫師，如果這個請求不算太過分的話，我將非常感激你能簡要說明，相較於其他療癒技術，你的方法有些什麼優勢。

答覆：

這是一個很好的問題，因為，就算沒有實際價值，兩種技術之間的比較也是很有趣的。然而，我只精通一種療癒技術：覺察振動療法。我認為自己沒有資格去評論別的療癒方法，但我可以為你說明覺察振動療法的運作機制，讓你有更深入的理解，以便你自行做出結論。

嚴格說來，覺察振動療法並不算是一種療癒技術。相反的，它是一個簡單卻深刻的過程，邀請你的普通意識去體驗純粹覺察及其在心智中的初次反映——安樂感。當你體悟到純粹覺察以及安樂感帶來的平和共鳴時，你的身心會變得有條有理，而且很放鬆。這種深度的休息，甚至比深層睡眠更深，而隨之而來的和諧，將會促使你、甚至他人，發生深層療癒。因此，你可以看到，覺察振動療法中發生的療癒，實際上是接觸內在本質或安樂感的「副作用」。

覺察振動療法是吠檀多不二論（advaita）的具體體現，而不二論是艾克哈特．托勒和拉瑪那．馬哈希所倡導的哲學。覺察振動療法將修行者帶入不動的當下，並沐浴在無所不在的純粹覺察中，同時觀察療癒自然發生，無需任何形式的努力。這有點像是一條適合懶人的充實內在和自性覺察之路。

在這個過程中，伙伴先由於覺察振動療法帶來的深層休息而感到身體放鬆，接著，心智與內心開始感受到平靜。這種體驗會迅速加深，身體可能開始輕微擺動或彎曲，因為每個細胞都充滿了對純粹覺察的覺察。此時，心智可能會經歷長時間的無念狀態，這也是幸福或喜悅能夠顯現的時候。世間的一切似乎都很美好，而且確實如此。對於沒有接觸過覺察振動療法的人來說，結果往往顯得戲劇性，甚至奇蹟般地發生；但對於覺察振動療法的修行者來說，這只是日常。

覺察振動療法遵循「越簡單越強大」的哲學，目的在於去除和精煉，達到最簡單且最強大的純粹覺察狀態。療癒在幾秒到幾分鐘內迅速發生，而且不需要執行覺察振動療法的人進行任何指導或努力。這實在很了不起，你只是覺察到內在的自性，療癒就自然而然地發生，無需做任何事情。覺察振動療法強調的是超越心智的靜止狀態。執行覺察振動療法的人要找到並維持純粹覺察，觀察它如何在心中反映出來。重點在於「什麼也不做」，其結果是截然不同的。

鼓勵心智活動，就是鼓勵生命中無窮無盡的差異。我們通常是這樣看待世界的變動，從一段關係到另一段關係，從一份工作到另一份工作……等等，這是一條充滿稍縱即逝的快樂、掙扎和困惑的崎嶇道路。然而，當心智安定於不變且無邊無際的純粹覺察中時，這條道路變得平坦，平靜與和諧開始主導一切。

覺察振動療法不是一種外在取向的能量療癒系統，也不是一種內在取向的靜態冥想技術，它結合了兩者的特點，而這正是其精妙之處。覺察振動療法讓心智安定於純粹覺察中，同時積極地進行活動，結合了這兩個領域的優勢，迅速將個人的意識打開，讓他們接觸到內在自性及隨之而來的平靜。

覺察振動療法的修行者不會創造能量振動或操控物質，也不會透過靜坐去尋求開悟。無論是在療癒、進食還是去愛時，他們只是單純地體悟到純粹覺察，然後觀察生活如何呈現在這無所不在的純粹覺察中。由於覺察振動療法是一種人類意識的自然過程，因此，即使透過書本學習，也能輕鬆快速地掌握要領。

呼吸是每個人自然的表現，你不需要學習如何呼吸，所需要的只是空氣。同樣的，你不需要學習如何療癒，所需要的只是純粹覺察。

11 我該怎麼做才能產生覺察？

我整整一週沒合眼了。昨天，我去看醫師並拿藥。我的問題與工作有關，工作給我很大的壓力，讓我無法應付所有家務，這也使我的身心陷入崩潰狀態。我的心跳加速，晚上無法放鬆或入睡。此外，我對未來感到恐懼。我無法改變自己的想法，這對我一點也不好。不幸的是，我沒有能幫我做覺察振動療法的人。我在生活中形單影隻，唯一可供我使用的是網路。在我照顧最近去世的兒子的期間，失去了許多朋友和熟人，我的生活像是在一個我渴望逃脫卻無法自行逃脫的循環中打轉。雖然我讀了你的書，卻未能成功練習覺察振動療法，我的第三隻眼（或純粹覺察）沒有開啟，我不知道該如何繼續下去。

答覆：

你渴望獲得自由的願望，最後會實現的。你並不需要開啟第三隻眼才能覺察，你已經擁有覺察了，否則，你就不會意識到自己需要開啟第三隻眼。你懂我的意思嗎？你不需要做任何事情，只需覺察到你正在覺察，然後讓其他事情自然發生。

這或許需要一點時間，但也未必如此。最大的困難往往會帶來最大的救贖。你並不孤單。拉瑪那・馬哈希和艾克哈特・托勒都曾相信自己即將死亡，我自身的深刻轉變也是在幾年的混亂後發生的，我想，作家卡爾・倫茲也是如此。

無論如何，你要覺察自己的不適感，不要試圖逃避或隱藏它。你已經在自己的處境上附加了大量的情緒。你知道我如何定義問題嗎？問題就是你附加了負面情緒的情境。所以，走在雨中可能只是一個情況，也可能是個問題，這取決於你有沒有將它與負面情緒聯繫起來。

觀察你的問題、情緒和想法，而不去評判它們。如果你評判了這些事物，就在評判時觀察你的心智。當你清晰而專注地觀察時，痛苦或困難的感受會迅速消失，如果它再次出現，就再做一次。很快的，情況依然存在，但你會擺脫導致痛苦的負面情緒。

12 覺察振動療法會讓我感到疲倦或困惑嗎？

過去兩、三天裡，我一直在做覺察振動療法，我的腦袋感覺空空的，有些迷糊，還有點困惑。這是怎麼回事？

答覆：

造成你頭腦迷糊的原因可能有好幾種，例如吃得不夠、休息不足、壓力等等，這也可能和覺察振動療法有關，但這種情況比較少見，除非你持續進行了好幾小時。覺察振動療法在釋放壓力和身體療癒方面非常強效。如果你長時間進行覺察振動療法，例如每天數小時，可能會出現「懶散」或頭腦迷糊的狀況，這是因為你的身心需要額外的休息來進行療癒。這同時也會讓你感到昏昏欲睡，因為身體需要充足的休息，來完成在安樂感層次上啟動的微妙且強大的療癒過程。

允許自己放鬆地休息，你的症狀應該會在一、兩天內消失。如果沒有改善，就需要找找造成頭腦不清和疲倦的其他原因了。或許你需要諮詢專業的醫療人員。

13 可以做很多次覺察振動療法嗎？能用覺察振動療法應付慢性病嗎？

你建議常做覺察振動療法，那麼要間隔多久？假如罹患重病，應該增加頻率嗎？還是使用延展覺察振動療法即可？

答覆：

覺察振動療法並不會做得「過多」，但長時間的遠距療程可能會讓人有些失去方向感。如果出現這種情況，多進行一些體力活動並呼吸新鮮空氣，可以迅速穩定效果。我建議慢性病患者盡可能多做覺察振動療法。慢性病會像海綿一樣吸收覺察振動療法的效果，所以想做多少就做多少。不過，切忌急於求成。

專注於你的狀況，同時也將覺察振動療法的焦點放在你的檢驗報告、治療設備等方面。同樣地，這一切都要在不帶任何期望的情況下進行。做覺察振動療法的同時，請繼續你的日常生活，這一點非常重要。

擺脫恐懼與期望，是達成最佳效果的關鍵。恐懼會讓人受困於自己狀況的束縛之中，而在覺察振動療法中，你的覺察力會變得無邊無際，如果讓它回到原本的信念之中，那麼你可能會再次陷入相同的狀況。

我們被自己的觀念束縛住，因此需要頻繁進行覺察振動療法，等待自己重新獲得完全的自由。使我們困在自己的狀況中的，正是疑惑與失望。所以，不要試圖去消除疑惑，只管去做覺察振動療法，然後接受你所得到的結果，這是通往自由的最快途徑。

14 覺察振動療法的療癒有深淺之分嗎？

我第二次和你一起做的遠距覺察振動療法療程的深度非常驚人，事實上，療癒幾乎是瞬間發生的。為什麼第二次比第一次更深、更有效呢？

答覆：

在純粹覺察或安樂感中，並沒有「更深」這種事。或許你覺得它更深層或有所不同，但那是主觀的，與整體效果無關。無論你的主觀感受如何，你的安樂感都是在做一次完整的療癒。無論是生理、情緒或社交方面的問題，它們都是獲得「一劑的量」（暫時找不到更好的說法）——即便你想要得更多。

我們無法知道在考量所有可能的原因和結果時，什麼才是問題的最佳解決方案，但安樂感知道。無論我們有沒有察覺到，每次做覺察振動療法時，療癒都在進行。明確地說，純粹覺察和安樂感是完美的，我們不一定會意識到這一點。當然，這也是完美的。

15 我如何使用替代品？我可以同時為一大群人進行覺察振動療法嗎？

關於在遠距覺察振動療法中使用替代物，你提到可以使用一張照片，甚至只是把某人的名字寫在一張紙上。在這種情況下，我們應該把手放在哪裡？例如，我們應該把手指放在照片上，還是放在自己身體的肌肉上？

那麼，是否可以將療癒應用於整個群體？如果可以的話，進行覺察振動療法時，應該把手指放在哪裡？從邏輯的角度來看，這似乎是可行的，因為純粹覺察涵蓋了每個人，但我不確定實際應用的方式。

答覆：

使用替代物只是一種幫助你專注的方式，並沒有什麼具體做法。你的安樂感會知道該前往何處和該做什麼，你只需稍微引導它朝你希望的方向移動，然後退一步觀察即可。是否使用手指取決於你自己，如果要使用的話，可以將手指放在自己的身體上、使用的照片上、在空中（當你想像你的伙伴時），或者任何你喜歡的地方。

至於同時對一群人做覺察振動療法，這當然是可能的。我經常同時對一大群人進行導引，或者在想像中將整個群體呈現出來。然後，我會在純粹覺察中與每個人單獨進行連結。純粹覺察透過安樂感在每個人身上展現的方式各有不同，所以我邀請你去探索和嘗試。覺察振動療法並非一成不變，而是有很大的彈性，你可以試試看，並享受箇中樂趣。你突破的界限越多，就會越感到驚奇。

16 覺察振動療法如何改善我的財務狀況和人際關係？

我已經讀過你所有的書，現在知道如何使用覺察振動療法來治療健康和情緒問題，但我在生活的其他領域中該如何利用它去做一些改變呢？譬如說，我要如何改善自己的財務狀況和人際關係？覺察振動療法該如何應用到這些領域？尤其是當我不了解整體情況，不確定什麼對我最好？在這種情況下，意圖有多重要？

舉例來說，假如我想要一個女朋友，像「我正與一位美好的女性處於一段愛情滿溢的關係中」這樣的意圖可以嗎？

答覆：

訣竅在於認識到我們並不掌控一切，因此，無法真正讓生活完全依照我們的意願發展。當我們試圖滿足某種欲望時，就像硬幣的兩面，一面是虛假的充實感：快樂和自豪；而另一面是失望、挫折和痛苦。生活的美妙在於它的簡單性，所以我們需要專注於這一點。奇妙的是，當我們簡化這個過程時，生活反而變得更加充實。我知道這聽起來有點難以捉摸，但事實就是如此，生活中充滿了看似矛盾的事物，但實際上，它是完全和諧的。

所以，這是第一步：你必須認識到「你無法掌控一切，而且你的生活已經是完美的」。顯然，如果生活是完美的，那麼你就不需要去掌控一切。很有趣，不是嗎？是自我讓一切變得混亂，因為它試圖讓事情以它感到安全的方式發展。當然，自我永遠無法感到完整，所以走自我的道路就像走在「碎片之路」上。換句話說，你會得到片刻的快樂、片刻的悲傷、片刻的興奮、片刻的恐懼和片刻的焦慮，但你永遠得不到片刻的平靜！這是因為你無法獲得自己已經擁有的東西，而且你無法將平靜分割成碎片。

你最終想要的是片刻的平靜。「給我金錢或一段美好的關係，我就會滿足並感到平靜」，那為什麼不直接去尋找平靜的源頭（即純粹覺察）呢？其實，這就是你決定去做的事情，而這是一件非常好的事。但你的心智仍在注視著那些碎片。你瞧，完全的平靜還沒進入到你的思維裡。不過，隨著你透過進行覺察振動療法而持續體悟到純粹覺察，它很快就會到來。

請記住，你不必相信這一點或試圖用邏輯去理解。心智和理智是兩條不同的開悟之路，但在時機成熟之前，它們都沒有用。那該怎麼辦？這些理論都很好，但是「我」還困在「現實」世界中，我該怎麼做？答案依然相同：什麼也不做。當你認識到這個簡單的真理時，每一個想法、言語和行動的目標，自會在其成熟時實現。

你覺得你的生活是屬於自己的。也就是說，你做出的選擇將你帶到了現在的局面，那麼你現在就可以做出選擇，做出影響你未來生活的選擇。但你也知道，只有「現在」是真實存在的，是你的心智在不斷創造時間，作為超越當下狀況的一種方式。你感到匱乏，而這驅使你去改變，這麼說很有道理，不是嗎？這對於心智來說是合理的，但你並不是你的心智，對吧？你是你自己的覺察，也就是覺察，關於這一點，你在我每本書的前幾頁中都已經讀過了。當你忘記自己就是覺察時，就會輕輕地回到那個以時間為導向的心智的掌控中。那麼，你該如何脫離這種狀態？如前所述，你透過什麼都不做來超越努力和成功，但要怎麼做到「什麼都不做」呢？答案就是「覺察振動療法」！

理論上來說，你已經擁有問題的答案，我只不過稍微提點你一下。我這麼提點是有原因的，如果你依賴覺察振動療法來獲得「事物」，那麼你只是在不斷變化的心智領域中遊玩。覺察振動療法的價值在於，首先你要「認識」你的自性，然後讓事情自然發生。明白了嗎？覺察振動療法溫和地邀請你放下控制，而當你這麼做時，它會以各種方式回報你。如果你一時忘了，將那些事物的價值置於你的自性之上，那麼你就是把覺察振動療法當成了另一種能量療癒技術。

切莫忘記你的自性，切莫忘記對純粹覺察的覺察。這樣一來，你會發現一切都會自然而然地來到你身邊；事實上，來到你面前的將多到超乎你的想像。這就是簡單的真理。保持覺察，然後讓生活自然而然地來到你面前，就是這樣！

下次開車時，請試試這個實驗。不要覺得你是在駕駛車子穿過街道和城市，而是想像自己靜坐在車內，所有的建築、車輛和行人都朝你移動。注意，當事物朝你靠近時，你會感到更放鬆，壓力也減輕了。這只是觀點的轉變，但它讓你在感受和行為上產生不一樣的體驗。

實現「我們是純粹覺察」的道理也是如此，當我們這麼做時，我們的世界便在沒有我們干預的情況下被創造出來。我們成為純粹的見證者，看著創造在我們眼前展開，這是多麼令人喜悅的事！我們就是覺察，如此而已。

我對你的特定問題的回應是，只要以最純粹和概括的方式覺察你想要的東西，然後進行覺察振動療法。你可以用自己的身體做覺察振動療法，或使用替代物，或單純使用你的想像力。抱持那個純粹的想法，然後放下它，讓純粹覺察接手、醞釀，並以超出你想像的方式回饋給你。坐下來，與你的內心同在；也就是說，覺察你的安樂感，然後停留在這種對自性的簡單覺察中。明白了嗎？你很快便會放下想要或需要的想法，那時，你會得到生命中真正渴望的一切。

17「吸引力法則」會帶來更多問題嗎？

透過覺察振動療法和一些練習（有些技術皆可線上免費下載），讓我變得更平靜，即使有時身體會出現一些反應，例如流汗，我依然越來越平靜。

我照著你的建議去做了。我感受著那股欲望，並且使用了覺察振動療法，沒有設定特定的意圖陳述；必須說，僅在短短幾分鐘內，我就感覺非常好。我體會到自己對交女朋友的欲望，並把它視覺化，然後在這個想法上應用了覺察振動療法，現在我對自己的情況感到積極正面。

假設我正在處理自己的恐懼問題，我先把自己害怕的情境具體地視覺化，再使用覺察振動療法，而不是僅僅用類似「我現在已經擺脫……」這樣的陳述，是否會更好？

我還想說，我很欣賞你「不試圖控制生活」的「哲學」。很多靈性學說，例如吸引力法則，基本上都讓人回到自己的心智上，甚至令你更渴求物質。而覺察振動療法恰好相反，你會放下所有的欲望，讓你的安樂感去引導，為你帶來最佳的結果。

答覆：

假如不當地使用吸引力法則，可能反而會加劇欲望的產生，這是很重要的一點。光是靠著清楚地觀察現狀，便能平息所有欲望，因為它讓你充滿了所有欲望的終極目標，也就是「純粹覺察」。

你根本不需要透過操控事物、想法和觀念，來獲得你所需的東西。首先，去覺察純粹覺察，以及它在你心智中的原始映象，亦即「安樂感」。在那一刻，你對心智或物質的事物完全沒有任何欲望，內心安寧無比。

隨後，當你穩定於這種深層平靜的狀態時，輕輕地想一下你的欲望，然後放下。就是這樣，簡單極了！

還有，對於你的問題，我的答案是肯定的。透過喚起那個引發問題的情緒或事件，然後進行覺察振動療法，這樣會比只是陳述意圖成功得多（請參閱《靈性療癒的祕密‧覺察振動療法》第十五章「心理療癒」）。

18 純粹覺察和安樂感有什麼不同？為什麼我們需要仰賴技術？

運用「純粹覺察」的力量的這個想法，對我這個理論物理學家來說是極為重要的，不僅因為它與我的科學研究結果相符，還因為它不受任何信仰或教條的束縛。當然，更重要的是，它賦予每個人將此技術直接應用於生活的可能性，也賦予每個人為這顆星球的生命做出貢獻的可能性！

我對於覺察振動療法的應用有幾個問題：

一、在聆聽你的「純粹覺察技術」音檔之後，我在結尾時無法感受到任何東西。我不會說自己有某種「感覺」，反而更像是一種完全的無物感——「無感」。這樣沒問題嗎？還是我在哪個環節弄錯了？

二、關於為遠方的人，甚至為環境進行覺察振動療法，我不太確定該怎麼做。你能給一些建議嗎？

三、為什麼我們一開始需要一種技術？處於純粹覺察中還不夠嗎？

答覆：

我來逐一回答你的問題：

一、那種「無物」的感覺是完全正確的。「無物」就是戴維·玻姆所說的「隱秩序」，也就是純粹覺察，但不要將它與「零點」或「真空態」混淆。在「無物」的狀態中，如果你仔細留意，就會發現自己的身體是放鬆的，並且心智平靜，這種平靜就是你的安樂感。安樂感類似於零點，是個人覺察的初現，它既是無限的，又是個體化的，也就說，它是個體的普遍層面，我也稱之為「自性」（Self）。在你專注於純粹覺察時，你的安樂感就和它在一起，只不過你把注意力都放在純粹覺察上。做得很好！

二、在進行遠距覺察振動療法時，你可以用自己的身體、一張照片、你的想像力，甚至是一個填充玩偶，只要是你覺得最自然的方式即可。不要期待結果，這一點非常重要。只要做覺察振動療法，並接受所發生的一切，你會感到驚喜的。

三、技術是一種學習工具，它幫助大腦擺脫各種束縛，並讓它充滿純粹覺察與安樂感。如果你能直接進入純粹覺察，那很好，這才是真正的覺察振動療法——純粹覺察，沒有任何刻意的偽裝。事實上，這是體驗純粹覺察的唯一方法，覺察振動療法的技術只是巧妙地讓大腦停止思考而已。

19 我需要懂得純粹覺察技術，才能做覺察振動療法嗎？

請問，如果不透過你的純粹覺察技術，要如何做才能進入純粹覺察的狀態？你能說明一下嗎？

答覆：

事實上，我們不可能脫離純粹覺察的狀態。那麼，問題應該是：「我們是否體悟得到純粹覺察？」所以我的答案是，覺察振動療法能幫助心智放下對事物和想法的執著，從而真正體驗到無邊無際的狀態。我提供純粹覺察技術，是為了讓人們更明顯地體悟到純粹覺察。有些人喜歡這種引導，並且每天聆聽，但你也可以透過覺察振動療法來更輕鬆、更快速地做到這一點（任何人都可以從覺察振動療法的網站〔www.QuantumEntrainment.com〕免費下載「純粹覺察技術」）。

有無限種方式可以讓人體悟到純粹覺察，例如，《濕婆經》列出了一百一十二種解開心智束縛的方法。為了教導人們快速體悟到純粹覺察，我研發了覺察振動療法，它幫助人們輕鬆又快速地進入那片「無物」的汪洋，一旦接觸到那片汪洋，整個心智便充滿了平靜與喜悅。

20 覺察振動療法有助於療癒或預防基因疾病嗎？

我的青少年孩子們很喜歡聽「鬧門技術」（Gate Technique），我們幾乎每天都一起練習。年輕人對於正確的事情抱持很開放的態度，他們不會像成年人那樣，對於新事物產生知識性抗拒。

我的主要擔憂是血壓太高，目前是一四〇／九十五。醫師說這是家族性遺傳高血壓，無法改變。我感覺自己像一根兩頭點燃的蠟燭，正迅速地燃燒殆盡。

我發現自己常常為財務狀況擔憂，因此在過去兩個早晨決定一醒來就做覺察振動療法。這兩天早上，我稍晚測量血壓時，數值都低於九十，這是否是小小的成功跡象？你能給我一些建議，幫助我更深入地放鬆嗎？我真的希望能保持健康的血壓，並教導我的孩子們在成長過程中也做到同樣的事。

答覆：

你是對的，覺察振動療法確實能幫助你調節血壓。事實上，若能持之以恆地練習，它已被證明對血壓有顯著的影響。繼續練習「閘門技術」也會對你和你的孩子們有所幫助（「閘門技術」可以在覺察振動療法網站〔www.QuantumEntrainment.com〕免費下載）。

有趣的是，最新的研究證據顯示，基因狀況是可以被改變的。你不必認命地受制於基因，你可以閱讀道森·丘奇（Dawson Church）的《基因中的精靈》或布魯斯·李普頓（Bruce Lipton）的《信念生物學》。

我相信，你會得到鼓舞。最新的研究指出，感知可以改變基因功能。當你在做覺察振動療法時，你的感知完全擺脫了束縛，而且就算你不相信覺察振動療法，它依然能發揮作用。對純粹覺察的感知會同時作用於整個身體與心智，它為心智提供了一種前所未有的體驗，也就是完全的自由。

我們的心智總是被日常生活中的種種事物占據，這會產生所謂的心理摩擦。這種摩擦源於一個接一個的想法，往往讓我們覺得千頭萬緒，無所適從。它們來得太快，以至於我們無法好好的玩味，甚至會問自己：「生活就只有這樣嗎？」答案是否定的，生活中還有更多——或者說，實際上是更少？

在談到心智的平衡與和諧時，「少」是更好的選擇，而「無」是最好的，純粹覺察就是能平靜你的心智、撫慰你的身體的「無」。

21 當我執著於結果時，該如何進行覺察振動療法？

我之前跟你提過，我的愛犬瑪西病得很重，但情況依然沒有改善。我每天都為她做覺察振動療法，但目前還沒有成功。

你曾經說過，我可能對瑪西過於依戀，但我要怎麼在不依戀的情況下幫助我心愛的寵物呢？

這隻狗就像我的孩子（我沒有自己的孩子），看到她受苦讓我非常痛心。我知道自己該做什麼，但似乎無法真正抽離這個情境。我該怎麼辦？

答覆：

也許你正確地進行了覺察振動療法，但除非我能檢查你是怎麼做的，否則無法確定。不過，別擔心，你可以對瑪西保持依戀，這完全沒問題，只是不要執著於覺察振動療法的結果。你明白這兩者的區別嗎？深深地愛你的狗，但對於覺察振動療法本身要抱持一種輕鬆隨意的態度。如果你正確地進行了覺察振動療法，那麼無論發生了什麼，都是最恰當的結果。

安樂感會決定什麼被療癒，以及何時被療癒，而這既不是你，也不是我可以決定的。這是許多人最以難接受的部分，但一旦接受了，他們的生活便會以最神奇的方式改變。他們會開始看到所有事物與情境都是完美的，就如同它們原本的樣子。

這並不意味著衝突不存在，而是衝突會被當成局部的、有限的現象。而當純粹覺察的意識甦醒時，便能體會到那種完美。即使是衝突，也會被接納為整體中不可或缺且精采的一部分。

請不要擔心自己在做覺察振動療法時是否正確，只要回去重看一遍指導說明，然後開心地練習即可。從一些小問題開始，例如痠痛或不適，一旦你在這些方面看到了成效，就可以準備處理那些主要或慢性的問題了。

你也可以看看我的書《超越幸福》，直接跳到最後一章「當你開始開悟時」。閱讀這一章能幫助你理解目前所面臨的一些問題，並讓你更徹底地掌握覺察振動療法背後的運作原理。

22 覺察振動療法能幫助易怒的人嗎？

你有以覺察振動療法治療暴躁者的成功案例嗎？我十七歲的侄子總是很容易生氣，對情況的反應往往是暴力的，這與他父親和祖父的脾氣很類似。這個年輕人感覺不到被愛和被接納。

我曾嘗試在他睡覺時對他進行遠距覺察振動療法，因為他不相信這些東西。他對我來說一直非常重要，但我也害怕他的脾氣，因為他生氣時會大聲尖叫，還會摔東西。他的力氣很大，看起來已經比實際年齡成熟得多，我總是為他擔心，並且開始有點絕望。你認為覺察振動療法能幫助他嗎？

答覆：

首先要記住的一點是，確保自己在身體上是安全的。對於憤怒或暴力的人，覺察振動療法確實能帶來奇蹟般的效果，但通常需要時間，特別是當他們對自己的問題拒不承認，或者不願意做出積極改變時。記住：安全第一，然後再進行覺察振動療法。

為你的侄子做覺察振動療法有兩個非常大的好處：
第一，隨著時間推移，它會逐漸平息他的怒氣；第二，它會在你內心創造出更平和、穩定的氛圍。這種氛圍不僅對你有益，還能幫助他在靠近你時冷靜下來。這就像一種微妙的心理防護，能影響你們雙方走向寧靜。

你也應該每天至少進行兩次延展覺察振動療法，每次持續十到三十分鐘，最佳時間是在睡前和醒來後，但其他時間也可以；如果有需要，你也可以進行更短的練習。

23 你會使用時間旅行或能量頻率來進行療癒嗎？

今年，我在邁阿密的一場研討會上學到了矩陣能量療法（Matrix Energetics）。之後，我閱讀了你的書《靈性療癒的祕密．覺察振動療法》，實際上，我讀了兩遍。感謝你帶來如此引人入勝的閱讀體驗！請問，你也有涉獵時間旅行嗎？或者你有沒有使用其他的療癒頻率？

我之所以這樣問，是因為我發現覺察振動療法和矩陣能量療法之間有些不同。矩陣能量療法的創始人理查德．巴特萊特（Richard Bartlett）博士教授有關時間旅行和能量頻率的內容，但我知道時間其實並不存在。我很欣賞你在書中呈現出超越時間概念的方式。

我預先感謝你的回答，也向你送上來自德國的溫暖問候！

答覆：

在進行覺察振動療法或去感知純粹覺察時，時間旅行並不是我們要關注的問題，一旦我們體驗到純粹覺察，就不需要再做任何事情。

事實上，我們也無法「做」任何事情；「做」本身是一種錯覺，是由受到時間束縛的心智所產生的結果。

如果我們想要做時間旅行，就必須相信時間的錯覺。在現實中，我們確實需要在這個框架內運作，但我們不必相信這種錯覺。「相信」這個詞其實並不完全貼切；只有當我們完全體悟到純粹覺察時，才能真正超越時間。

然後，生活一如往常地繼續，但我們以某種方式處於「無時間」的同時，既在其中又超越其中。這種情況難以言喻，體驗勝過千言萬語。

話雖如此，但一旦你體悟到純粹覺察，何妨在錯覺中「遊玩」。

生命在純粹覺察中是豐富的，一旦你認識了純粹覺察，就可以花時間做能量療癒或其他任何事情。純粹覺察是首要的，其他一切都是其次的。單純的能量療癒固然很好，但如果缺乏對能量來源的直接感知，就會顯得沒有基礎。

沒有純粹覺察的能量療癒，往往會過於專注於能量本身和界限，而忽略了無邊無際的豐富性。

24 我可以用圖像代替意圖嗎？

在練習覺察振動療法之前，我會選擇一個意圖。但為什麼不乾脆想像我的客戶充滿喜悅和幸福的正面畫面呢？選擇一個意圖，是否意味著我在限制自己？想像所包含的內容比精確的語言多得多。你知道，一幅畫勝過千言萬語。

答覆：

無論你使用語言還是圖像來設定意圖，其實並不重要。在你的大腦裡形成畫面之前，安樂感就已經接收到訊息。當你為自己想要的結果形成一個清晰的畫面時，實際上你是在限制圖像以外的可能解決方案。換句話說，你把可能的解決方案局限在你所想像的畫面之中，如果這個想像的解決方案不是得到普遍支持的，它就不會實現。

我們可能會以為自己在幫助安樂感找到不和諧之處，然後教它如何修正這種「疏忽」，但這是一種以自我為中心的觀點，忽略了宇宙的本質，其實並不存在不和諧，只是我們的頭腦編造出了善與惡、對與錯的概念。宇宙中沒有絕對的錯誤，也因此，宇宙中也沒有絕對的正確，一切就是它原本的樣子。這也是為什麼在覺察振動療法中我們總是說：「接受我們所得到的。」這樣可以避免我們試圖去控制結果，而控制正是自我（ego）的主要工具，會把結果局限在單一的意圖之中。

當我們深處於寧靜之中，擺脫了賺大錢或攀登更高山峰的躁動欲望，同樣也會擺脫對療癒的欲望，不是嗎？在深層的平靜中，「山峰與山谷」變得平坦均衡。療癒的衝動依然存在，但對療癒的欲望已然消失。

你失去對療癒的欲望，是因為你已經處於平靜之中，很棒吧？每個欲望的最終目標，都是體悟到純粹覺察，而當你直接切入純粹覺察時，所有的欲望便會消融，成為宇宙智慧完美和諧中微弱的創造衝動。你可以用非常精確的畫面或大致的概念來進行療癒，這都無所謂。不是你在進行療癒，也不是技術在進行療癒，所有的療癒都只是相對於你當時個人視角而言的表面療癒。

25 我可以對食物做覺察振動療法嗎？那吃飯前的禱告呢？

我可以用覺察振動療法來淨化食物或增強維他命的功效嗎？我也會在用餐前祈禱，覺察振動療法會以某種方式影響我的祈禱嗎？

答覆：

你當然可以用覺察振動療法來幫助淨化食物，這與你對其他事物進行覺察振動療法的方式相同。對食物進行覺察振動療法非常有益，因為它能讓你平靜下來，為即將開始的消化過程做好準備。同時，它還能幫助消除農藥、荷爾蒙和其他毒素帶來的負面影響，這些毒素可能會進入你的身體或心智。

如果你在用餐前會祈禱，那麼可以先進行覺察振動療法再祈禱，這會讓你感覺更加平靜，也會讓你的祈禱更有效。

26 覺察振動療法能否讓我的廚房變成我想要的樣子？

經過幾個月的努力，我的廚房被改造成完全不像我想要的樣子。如果我在過程中做了覺察振動療法，是否能讓我的廚房變成我想要的樣子？

答覆：

大多數情況下，生活中的事情很少會完全如我們所願。然而，當我們進行覺察振動療法時，事情往往會變得更好；即使它沒有達到我們的期望，我們也更能坦然接受，因為我們已經在純粹覺察的平靜中找到了想要新廚房的最終理由，此時，我們的自我能暫時好好休個假。

事實上，我們並未真正掌控我們思想和行為的結果。之所以看起來像是我們有控制權，是因為我們的自我相當擅長於說服我們相信是這麼回事，但當我們仔細思考時，生活中的很多事情並不會如預期般發展。當我們體悟到純粹覺察時，只是純粹地觀察，而世界繼續按其規律進行，我們見證它的奇蹟出現，並不需要把功勞歸於自己。

27 覺察振動療法需要多久才能產生療癒效果？

當我進行覺察振動療法時，注意到有時療癒會在幾秒鐘內發生；但有時，即使過了好幾分鐘也幾乎沒有變化。那麼，覺察振動療法應該需要多久才開始發生作用呢？

答覆：

你要記住，覺察振動療法並不是真正在療癒，你並不是在進行療癒，純粹覺察也不是。療癒似乎發生在你的意識從一個現實（或者更準確地說，是從一個假象）轉移到另一個現實的時候。

沒錯，療癒是一種意識知覺的問題，而你覺察的品質，完全取決於你能夠覺察到多少純粹覺察。

純粹覺察越多，療癒就發生得越多。從有限的意識轉向無限的覺察，讓你開啟了另一種已經存在、但在你打開自己之前未曾覺察到的現實。哇，我剛才是不是在無意間洩露了什麼祕密？

28 為什麼覺察振動療法有時候有效，後來卻沒效了？

當我使用覺察振動療法時，無論是對客戶還是自己，都能獲得很好的結果。但有時這些結果只持續幾天，然後我就需要再做一次覺察振動療法。為什麼療癒不是永久的呢？

答覆：

療癒是一種意識知覺的問題。如果純粹覺察能被清楚地領悟到，那麼療癒就是永久的；如果純粹覺察只能持續幾天，那麼療癒就不會那麼久。在後者的情況下，當事人將需要再次接受覺察振動療法；也就是說，他們需要再次被提醒純粹覺察的存在。

我有一個很適切的例子：

一位朋友告訴我，有位女士請他做覺察振動療法來改善她的視力，因為她無法看清楚印刷頁上的文字。他做了大約兩分鐘的覺察振動療法後，這位女士看到那些模糊的字母線條突然變得清晰，讓她能夠輕鬆地閱讀，感到非常驚訝，但在她讀完之前，所有的字母又變得模糊不清。這是她的信念系統與她的經驗不相符，於是她失去了對純粹覺察的覺察，也因此失去了她的清晰視力。

在持續接觸純粹覺察的過程中，這位女士會恢復她改善後的視力，因為她已經知道這是可能的，這是一個很好的開始。

現在，她只需要花更多時間去認識純粹覺察，而她的新朋友（純粹覺察）將自動且不費力地消融她舊有的信念系統，就像第一次那樣。

29 覺察振動療法能增加我的銀行帳戶存款嗎？

如何運用覺察振動療法來讓我的銀行帳戶裡有更多的錢？我理解覺察振動療法涵蓋了生活各層面的各個角落，我只是希望在某些領域能加快這個過程！

答覆：

首先你應該問自己一個問題：我為什麼想要更多的錢？當然，如果你或你的家人正處於飢餓中，那答案顯而易見。但如果你已經擁有足夠的資產，那為什麼還想要更多呢？那種未曾體悟到純粹覺察的自我，是由恐懼驅動的，而恐懼是所有負面情緒的根源；許多正面情緒也源自於恐懼，追求快樂往往是為了逃避恐懼。因此，你的自我永遠無法滿足，直到它與純粹覺察合而為一。當你的自我在純粹覺察中牢牢扎根後，對失去的恐懼將不復存在，因而它將無限擴展。

那麼，如何讓戶頭裡有錢呢？是的，覺察振動療法確實可以幫助你獲得更多的錢。關鍵是，進行覺察振動療法來尋求更多的金錢，然後把這個渴望忘得一乾二淨。你可以經常進行覺察振動療法，但每次結束覺察振動療法後（無論是十五秒還是十五分鐘），就照常過你的生活。自然的力量會開始圍繞著你的意圖運作，隨著時間的推移，你將獲得更多的財富。我可以保證一件事：你不會以你所預想的方式或在想要的時候得到它。事實上，帶著急切的心情去渴望它，只會延緩這個過程。只要經常做覺察振動療法，然後完全忘記它，你獲得的將遠超過你預期的結果。

30 我可以用覺察振動療法使讀書變得更有效率嗎？

我能用覺察振動療法提高閱讀效率嗎？例如，我將一隻手放在書上，另一隻手放在頭上，然後在進行覺察振動療法的同時，帶著這樣的意圖：「我隨時可以利用這本書的內容」，這有可能嗎？我不是在開玩笑！

答覆：

我不懂「書本直達心智」的技巧，但我很想看到它的實現！我閱讀的速度很慢，如果能用這種方式直接從書中提取具體內容，效果會十分強大。

然而，在覺察振動療法中，我們並不尋求特定的資訊，只是抱著一個簡單、抽象的意圖，然後讓安樂感完成工作。因此，純粹覺察的組織能力得以自由地從萬物中收集資源來滿足我們的需求。它比我們自己更了解我們的需求，所以滿足具體的需求，實際上只是體悟純粹覺察的副產品。覺察振動療法能平息自我的騷動，而自我通常渴望特定的事物，例如權力和知識，這是宇宙中兩種強大的力量。追求特定知識本身並沒有錯，除非你是在沒有體悟到純粹覺察的情況下進行。在那種情況下，你會發現自己其實並不知道那些知識。在覺察振動療法中，我們會說：「知識即是無知。」

很高興你能以這種方式思考，也很欣慰你不是在開玩笑，大多數人都被自己的信念和未被純粹覺察支持的觀念所限制。我自己還無法對一本書進行覺察振動療法，然後毫不費力地吸收其內容，但或許你可以做到。

覺察振動療法打開了我們對無限可能性的覺察，唯一的限制是我們自身設下的框架，然而，這並不意味著我們隨時可以拋開無知的枷鎖。我們不需要對抗現實，而是應該讓覺察的智慧賜予我們這個奇妙的世界——就如同它本來的面貌。這種智慧超越了任何書本所包含的知識。

即使是偉大的聖賢，也依然受制於世俗的束縛，大多數時候，他們依然會感受到挫折、悲傷和擔憂；會感冒，感覺關節疼痛。除了生於這個時代的人以外，他們也都已經辭世了。他們與其他人的區別在於，他們安然地處於純粹覺察之中，因此不會受苦，無論他們是否能像海綿吸水般吸收知識，都能冷靜地面對一切遭遇。

那就去試試吧！利用覺察振動療法來探索一本書裡的知識，或者展翅高飛，直奔月球，或許你會讓我們這些困在日常思維中的人大吃一驚。你不會是第一個這麼做的人，但有一件事是肯定的：假如你做了覺察振動療法，那麼擺脫平庸枷鎖的機會遠高於你沒有做。即使你未能達成最初的目標，仍然擁有純粹覺察，而這比你可能擁有或完成的任何事物都更有價值。

31 我能透過純粹覺察來知道一切事情嗎？

關於我們的自我想要掌控並獲取力量的傾向，我明白你的解釋。但另一方面，我認為靈性應該能以某種方式應用於我們的日常生活。所以我的問題是，如果我正在準備一場考試，那麼以傳統方式學習，辛苦用功，以及讓純粹覺察來完成學習，這兩者之間有什麼不同？根據我對意識的理解，它知道一切，因此學習只是調整頻率去接收資訊的問題而已。

答覆：

你說得對，從宇宙的某個層面來說，一切資訊都是可以取得的，關鍵在於有沒有用正確的方式去尋找並獲取這些資訊。有許多技術可以達成這一點，例如，你可以接觸阿卡西紀錄（Akashic Records，編註：此為包含人類和宇宙所有信息的無形資料庫）或其他微妙的知識體系，然而，這並不是覺察振動療法。覺察振動療法只是讓你體悟到純粹覺察，令你無論做什麼，都能做得更好，並且帶著更多的喜悅、同理心和愛去做。如果你想從一本書中吸收資訊，輕鬆通過考試，那麼可以先做覺察振動療法，然後採用一種學習技術來獲取知識，這就是靈性如何「應用於日常生活」的方式。

我不太確定你是如何定義「意識」的。對我來說，意識是一種專注的覺察，不能與純粹覺察混為一談。純粹覺察是顯現的意識，但意識並不等同於純粹覺察，純粹覺察超越一切，包含一切，卻絲毫不被觸及。不管怎樣，在我們深陷於試圖定義那些無法定義的東西之前，就這麼說吧：你無法像使用能量那樣「使用」純粹覺察，它超越了能量和形式。從實踐的角度來說，你只需要體悟到純粹覺察，然後去做你覺得需要完成的事情。其實，你什麼也沒做，看起來就是這樣子，但這是另一個話題，留待以後再談。

32 我該如何透過覺察振動療法來克服我的自我？

我學習並實踐能量療癒大約有五年的時間了。我學過情緒釋放技巧（EFT）、觸碰與轉化療法（TAT）、身體對話（BodyTalk）、量子觸療（Quantum-Touch）、癒療密碼（The Healing Codes）、仁神術（Jin Shin Jyutsu）、元氏技術（The Yuen Method），以及矩陣能量療法。平時，我通常每天會為兩到五位朋友或家人進行療癒。

我覺得自己在某些方面需要更多協助：擺脫自我、對結果保持超然、不把結果不如預期視為個人問題、提升直覺、不再感覺與人有疏離感，以及增加對他人的愛與同理心。我曾與一些直覺能力很強的矩陣能量療癒師和元氏技術療癒師合作過，我希望自己也能做到他們所做到的事情，或者像你能做到的那樣。

我希望能提升自己的安樂感，並且更能夠體悟到純粹覺察，不僅是因為我從事的能量療癒工作，也因為這對我的靈性成長極為重要。而說到底，靈性成長才是每個人存在於此的真正原因。

答覆：

你接觸過許多類型的療癒技術，也許你應該先問問自己，為什麼在這麼短的時間內學習了這麼多種療法？背後的動機是什麼？從你的言語中可以看出，這些活動似乎讓你有些挫敗，因而產生了變得更有靈性的渴望。有趣的是，療癒其實來自於靜，而非動，沒有任何技術（包括覺察振動療法在內），曾經真正帶來療癒。同樣的，也沒有任何人曾經真正治癒過他人。療癒只來自於安樂感，而安樂感並不是一種行動，而是一種存在的狀態，也就是對絕對靜止的覺察。

所有偉大的療癒師都從內在的「靜」中汲取力量。現在，也許該讓擁有這麼多療癒技術知識的你，將意識轉向純粹覺察，看看在不加以控制的情況下會發生什麼事。你渴望獲得的那些特質，包括擺脫自我、不執著於結果、增強愛與同理心，都可以透過放下來實現：放下即是不執著。當覺察振動療法停止運作時，它才是成功的，也就是當療癒師靜止於純粹覺察中，成為展開過程的見證者的那一刻。

從靜默觀察的角度來看，人不能執著於結果，只能感受到同理心、愛與喜悅——也就是安樂感。至於採用哪種技術並不重要，成功或失敗的關鍵，在於療癒師的覺察所能反映出的純粹覺察程度。

覺察振動療法的體驗會讓你感到平靜與放鬆，並享受一種微妙的能量，這正是療癒的基礎。事實上，這也是任何活動的基礎，不論是精神上、身體上、心理上、社交上的等等，當你越來越能保持純粹覺察時，你的生活便越來越符合你的自然傾向。

33 覺察振動療法能幫助來世的我嗎？

過去三年來，我需要拐杖的幫助才能行走，而且每次只能非常緩慢地走大約十步。醫師說我患有多發性硬化症，儘管如此，我的靈魂依然愉快和充滿力量，我始終保持積極的態度，即使身在痛苦之中。

我的母親告訴我，我可能終其一生無法恢復健康，也許得等到來世才有可能，但我希望她是錯的。如果我能恢復健康，不再依賴拐杖行走，並且能再彈鋼琴，那會令我快樂無比。請問，你能幫助我嗎？

答覆：

我不大相信前世或來世，眼前的這一生對我來說已經足夠豐富了。請繼續為自己執行覺察振動療法，但更重要的是，務必也為他人執行。將這份美好的禮物帶給需要幫助的人，你的內在療癒將有顯著的進步。

在為他人進行覺察振動療法的同時，一定要重新閱讀這本書。然後，非常重要是，不要「試圖」療癒，若你試圖療癒，只會將它推開。專注於你現在所擁有的喜悅，並持續練習覺察振動療法。你的療癒將會變得毫不費力。

至於療癒的程度，我們只能靜觀其變，但消除你的心理痛苦，將會為你的身體療癒帶來最大的效果。

34 我可以將覺察振動療法與其他技術結合嗎？

我大約兩週前開始學習「超覺靜坐」，而我在你的書中讀到，你也長期練習這項技術。請問，可以將超覺靜坐與你的療癒技術結合使用嗎？

答覆：

沒錯，我確實做過幾年的超覺靜坐，並且非常感謝瑪哈禮希·瑪赫西大師的教導，特別是他的「創造性智慧科學」（Science of Creative Intelligence）的深邃智慧，讓我獲益良多。不過，覺察振動療法和超覺靜坐不應該混合使用。事實上，覺察振動療法不應該與任何其他技術或方法結合。請先做覺察振動療法，之後再使用其他方法，而那些方法都將因此增強效果。

將覺察振動療法視為一種主動冥想來使用，整天都可以進行。不要期待結果，只管去做，然後也對接下來的活動進行覺察振動療法。你會很快發現，平靜與輕鬆感會逐漸增長，煩躁與不和諧會開始消失。令人驚奇的是，你無需刻意讓這些改變發生，只要進行覺察振動療法，它們就會自然而然地出現，毫不費力，而這是其他方式無法達成的。

所以，一定要在超覺靜坐之前做覺察振動療法；在用餐、沐浴和睡覺之前，也要做覺察振動療法。覺察振動療法，覺察振動療法！有什麼比這更簡單？

35 我可以藉由感恩他人來消除自我嗎？

我喜歡向生命源頭、大天使拉斐爾……等等表達謝意和感激之情，這能阻止我的自我作祟，那你的行事方式是什麼呢？

答覆：

你無法靠心智來消除自我，因為心智是自我的遊樂場。試圖這麼做的想法本身可能就是一種利己的欲望，是由一個狡猾的自我在幕後操控的結果！即使是善行，也可能源自於利己的動機。

唯一能安全消除以自我為中心的想法和行為的方式，就是超越心智，讓純粹覺察來思考和行動。這也是為什麼我們不追求結果的原因。我們只需要專注於體悟到純粹覺察，然後退後一步，讓生命在我們眼前自然發展。這裡的「我們」指的是身處於純粹覺察中的「我」（I），而不是操控心智的自我（ego）。

36 覺察振動療法能治癒癌症嗎？

我患有癌症，而且呼吸困難的狀況很嚴重。我十分擔憂自己的病情，想知道覺察振動療法是否能治癒我的癌症。

答覆：

首先，覺察振動療法本身並不能治癒任何疾病。醫師不會治癒，藥物也不會治癒，真正能治癒的是來自於純粹覺察的安樂感。你的問題可以分為兩個部分：

一、狀況本身，即癌症和呼吸困難，二、你對這些狀況的感受。如果你對某種狀況抱有負面情緒，這才會使它成為一個問題。

我所認為的「問題」，是對某種狀況的情緒依附，那才是造成痛苦的根源。覺察振動療法能喚起對純粹覺察的覺察，而純粹覺察同時在身體狀況和情緒依附這兩個層面上發揮作用。

通常，像呼吸問題這類狀況，對覺察振動療法的反應會非常快。癌症也會產生反應，但通常較為緩慢，而且並非總是如此。

要應付你的擔憂和健康問題，最好的做法是盡可能多為他人做覺察振動療法，並讓他人也為你做覺察振動療法。

你只管專注於充實地生活，其餘的就交由純粹覺察去處理。當然，請務必與你的主要醫療保健專業人士諮詢，以獲得病情的指導與治療。

37 為什麼我無法維持純粹覺察？

我一直努力將覺察振動療法應用於日常生活中的各種問題。我做了覺察振動療法，也進入了純粹覺察的狀態，但似乎無法維持這種狀態。為什麼我無法保持下去？我有哪裡做錯了嗎？

答覆：

純粹覺察不需要去尋找，因為它本來就在那裡，你只需要覺察到它就好。一旦透過覺察振動療法體悟到純粹覺察，你的心智就會開始說：「現在我必須維持下去。」然而，這正是失敗的開始，因為此時你已經停止進行覺察振動療法，讓心智再次接手了。

你太過用力地試圖「看見」純粹覺察或體會它。所以，別再努力，停止用心智去弄清楚發生了什麼，我們的心智，包括所有人的心智，只會妨礙我們的進程。回去做「停止想法」（見第三章）的練習，問自己一個問題：「我的下一個想法會從哪裡來？」

你會注意到你的思維中出現了一個停頓，一種短暫的想法中斷。在那個空隙裡，什麼都沒有，沒有想法，也沒有情緒，但你依然有覺察，對吧？因為你在沒有思考的情況下依然覺察到，而這就是純粹覺察。

你甚至不需要努力讓想法走開，因為你可以在擁有純粹覺察的同時，也擁有想法、情緒，甚至是活動。你在沒有純粹覺察的情況下所能擁有的任何東西，也可以在具有純粹覺察的情況下擁有。

不要試圖去弄明白它，你的心智永遠無法理解這一點，這正是覺察振動療法如此不可思議的原因：它能讓你的覺察進入純粹覺察，無需理性化或試圖理解。你只需要進行覺察振動療法，就會到達那個狀態。

附錄C：無物的故事與改變世界的方式

孩提時期，我生活在二次大戰後的日本。我記得自己會做所有男孩都喜愛的事情：抓蜜蜂放進罐子裡、用石頭和木棒在泥巴地上搭建堡壘，或是躺著看白色的雲輕輕飄過深邃的蔚藍天空。

孩子的眼睛就像聖賢的眼睛……但這一切終究會改變，不是嗎？就在那段期間，我經歷了第一次的靈性覺醒。

那時，我因為練習柔道而感到挫敗與憤怒。當我又氣憤又沮喪地坐在榻榻米上時，我的師父教了我一種「以心治物」的技巧，這讓我的憤怒被徹底化解，內心充滿了寧靜，而我驚訝於內心所湧現的那份喜悅。

在青春期和青年時代，我不斷閱讀和練習瑜伽、呼吸技巧及冥想，即便在上大學、結婚和建立家庭的過程中，我依然保有孩童般的眼光。

一九七〇年代初，我成為了一名「超覺靜坐」的老師，並在瑪哈禮希・瑪赫西大師的溫和指導下學習了「創造性智慧科學」。後來，「創造性智慧科學」成為我深入探索心智以外領域——純粹覺察——的基礎。

十五年來，日常作息包括每日三個半小時的冥想，外加用於研究和傳授靈性修行的時間，我都全心致力於靈性探索。我曾陸續到法國和瑞士阿爾卑斯山的山巔隱居，每次長達數月，總共做了將近三年的靜默深度冥想。驅使我這麼投入的力量，是那至高無上且難以捉摸的開悟狀態。我當時認為，憑藉意志力和嚴苛、隱密的修行，我必然可以開悟。

在這段期間，我經歷了許多深刻而有意義的靈性體驗，且開始在更細微的存在層次上產生共鳴。我花時間在天使的層次上學習，參與大師們的教導，他們的造詣已達登峰造極之境界，我也見到了神的形態，並目睹它化為無形的「神之本質」。最終，我覺察到了純粹覺察，也就是那無所不在的「無物」，萬物從其中誕生，亦最終歸於其中。

我發現自己同時踏足於兩個世界：一個是日常生活中充滿競爭的現實世界，另一個則是微妙存在與順從臣服的虛幻領域。對我而言，這段時期在身體與情緒上都不輕鬆，因為當每一個閃爍的事物都在呼喚著「另一個」世界的祥和寧靜時，要將注意力集中在家庭與職業上變得異常困難。

一九八〇年代晚期，我和一小群靈性探索者一起學習和練習冥想技術，就在這段期間，我開始接受我的非物質導師——破除無知的濕婆（Siva）——的教導。我將這些技術傳授給一個小組，我們一起練習，並分享給其他人——這些技術是覺察振動療法的前身。我們能夠進行療癒、提供解讀，甚至幫助他人體會內心的平靜。

我教授這些技術長達七年，但當我自省時，發現自己並沒有真的接近開悟。我審視那些追隨我的學說的人，發現到雖然他們能激發療癒能力，並引發對祕法實踐的興趣，但他們同樣無法讓我看到顯著的內在成長，因此在一九九〇年代中期，我放下了學生和教學，開始深入探索，尋找我一生所追求的：擺脫痛苦、奔向自由的答案。

我決定從生活中剔除任何無助於開悟的事物，這個過程持續了七年。這是我人生中最痛苦的時期，因為我結束了一段長達三十年的婚姻，放棄了教學，解散了我的脊椎醫療診所，經歷了愛情的起落，並搬離朋友和家人，獨自遷往一個幾乎與世隔絕的城市。就在那時，我開始著手撰寫《超越幸福：如何滿足你最深切的渴望》。

在撰寫這本書的過程中，我意識到自己所做的一切都未見成效。獨自一人在新的居所中，沒有方向感，然後我病倒了。我日復一日地躺在床上，籠罩在憂鬱的陰霾之下，身體最終屈服於多年累積的壓力與失望，患上了各種耗損精力的身體疾病，這讓我無法清晰思考，整整有十個月無法寫作。

在這段黑暗的時期，我經歷了一次非比尋常的覺醒，與以往的經驗截然不同，它如同夜空中的燈塔般明亮而清晰。在某一瞬間的洞悉中，我看出萬物靜止不動，所有被創造的事物與思想都只是純粹覺察的靜態反映。

事實上，形式並不存在，這個道理很難以解釋。形式與動是一體的；它們都是同一種無動的空虛。任何試圖解釋這種體驗的努力，都顯得極其無力，但無論我是否能夠解釋這種領悟，它都在內心深處引起共鳴。這種寧靜不僅是我的本質，也是宇宙的本質，那正是我思考、工作、愛與哭泣的由來。

也正是從那時起，創造的運作機制開始向我的覺察敞開，而覺察振動療法便是從這裡誕生的，我也開始學會如何療癒。

這種領悟的全部影響，花了好幾年才真正扎根，事實上，我至今仍在觀察這個過程的進展。就如我所稱的「小我」（me）——純粹覺察的映象——必須經過一段時間慢慢地被灌輸至飽滿，因此我毫不費力地觀察到一場從內而外的默默蛻變。在這個過程中，我既處於平靜，也處於看似的動盪之中，生活與從前無異，我依然會感到挫折、生氣、悲傷與快樂，偶爾會被人類處境的陰影所掩蓋，但是能迅速且毫不費力地恢復內在的寧靜，如同夏日雷陣雨過後的清新草原。

然而，我的生命（或者更準確地說，這一生），同時也是難以捉摸的，擺脫了形式與功能的束縛，自由地成為……無物。

我一直對自己說：「沒有什麼東西有作用。」後來，我領悟到，其實正是「無物」在發揮作用。換句話說，純粹覺察的無物是唯一真正有效的，而這正因為它是無物。在我冥想、閱讀和教學的整個過程中，我的目標始終是擺脫痛苦，但只要有目標，我就無法滿足於當下的狀態。明白了嗎？目標創造了一條道路，而這條道路會把你帶離當下所在之處。然而，我的領悟指出，純粹覺察的無物無所不在、無時無刻不在；也就是說，你不需要前往任何地方，也不需要做任何事去尋找平靜，因為平靜早已存在於你的當下之中。

你無法取得自己已經擁有的東西。你所需要的，只是覺察到你已經擁有它，對吧？目標和道路都是假象，它們將心智從靜止的覺察引向存在著好與壞、對與錯、短暫的快樂與終極的痛苦的虛幻世界。

這就是我的教學核心：你不需要做任何事情去體悟純粹覺察，你已經擁有純粹覺察，只要覺察到它即可。我過去花費大量時間進行深入的冥想與學習，試圖擺脫痛苦，結果卻只是加深了我的痛苦。而其實，這些努力是不必要的，只要體悟到純粹覺察，就能獲得自由，這是世間最簡單的事情。

＊＊＊

近年來，我默默思索著人類在地球上的困境。我思考著，我們的痛苦要怎麼被聖賢與智者們千百年來所讚頌的內在平靜所取代；我也疑惑，為什麼有那麼多人會捨棄內在的喜樂，去追求外在短暫的感官快樂。就是這樣一個簡單的問題，促使我的意識接觸到我後來稱為「覺察振動療法」的奧妙。請明白，我並不將這份洞見歸功於自己，我甚至不認為提出這個問題是我的功勞。

事實上，無論是問題還是答案，從根本上來說都是多餘的，但這是另一個故事，留待日後再談。

我意識到，我們那漂移不定的心智必須對某些事物產生興奮，才能適當地集中注意力。我提出「靈性療癒」的概念，這最初確實引起了一些興趣，但問題是，純粹覺察的「無物」對心智來說並不令它興奮。事實上，我們的感官永遠無法體會純粹覺察，而我們的心智也永遠無法真正理解它。

那麼，我們該怎麼辦？我的難處在於如何讓心智對它無法體會到的事物產生興趣，並教會它一種無法理解的概念。然後，心智必須在對純粹覺察的「無體會狀態」中停留足夠長的時間，才能感受到它的和諧效應。這個過程必須非常迅速，因為心智極其不安定。

答案以「安樂感」的形式呈現，這真是神來之筆。「安樂感」在純粹覺察的絕對靜止與心智的衝動、持續活動之間，建立了一種平衡。「安樂感」能夠穩住心智，不僅讓啟動者的身心從這個過程中受益，連他／她合作的對象也能感受到正面的效果。這是一個非常了不起且十分獨特的概念，我迫不及待地想試試看。

當我實際運用時，被療癒過程的速度和深度所震撼，接著，我嘗試傳授這個方法時，發現其他人也能像練習這個過程一樣迅速且輕鬆地學會覺察振動療法。在發現覺察振動療法的幾個月之後，我撰寫了《靈性療癒的祕密．覺察振動療法》，希望全世界的人都能透過療癒來體驗純粹覺察。

＊＊＊

在我撰寫這段文字時，德語版的《靈性療癒的祕密．覺察振動療法》已連續一年半在「自然療癒」與「祕法」類別中蟬聯銷售冠軍，這一切完全是靠口耳相傳的，而且這股熱潮仍在持續擴散。整個歐洲，乃至於全世界，從澳洲到奧地利，從安哥拉到愛沙尼亞，都開始意識到覺察振動療法所帶來的喜悅潛能。

總括來說，當你想到覺察振動療法的誕生不過是幾年前的事，其發展之迅速確實令人驚歎。但話又說回來，這也並非完全令人意外，因為在開發覺察振動療法之後，我心中最初的願望之一就是希望它能快速傳播，並隨之為世界帶來和諧。看來，覺察振動療法的未來似乎與我們這顆星球的未來息息相關。

戰爭與衝突、生態的不穩定、貧困等等，這些問題並沒有簡單的解決方案……至少不能靠著在產生這些不和諧的同一層面上去尋求答案，畢竟不和諧的思想必然導致不和諧的行動。

世界和諧的答案不在於問題的癥結，而在於我們內在和諧本質的覺悟，正如混亂思維的暗中為害本質怎麼使地球耗弱，來自自性的滋養之光就能怎麼治癒它。

我相信，覺察振動療法能在精神上提供必要的支持和影響力，以促成平靜的到來，屆時我們將以整體的形式，實現只有少數孤單的先知或先覺才能領悟的境界。我們將會安心又圓滿，反映出完美的和諧，而這個世界也將與它的自性和平共處。

詞彙表

大愛（Love）：請參見「安樂感」。

小我（Me）：「小我」包含了一切使個體獨特的因素，由想法與情緒、經驗、記憶、希望與恐懼構成。「小我」會隨著人的一生而改變。

不知（Not-Knowing）：「不知」是對「無物」的覺察。當自性消失，僅剩純粹覺察時，即是不知。

「不知者」（Not-Knower）的優勢在於知道「無動」（no movement）與「無他」（no other），「無動」意味著超越時間，「無他」意味著一體性。「不知」無處可去，也無事可做。「去」與「做」的假象已經被揭露，而「不知者」因此得以自由地存在。

「不知」是對完全合一的感悟（請參見「純粹覺察」）。

心理時間（Psychological Time）：心理時間是人類面臨所有問題的根源。心智未能覺察到當下，而在過去與未來之間搖擺，但這兩者皆不存在。這種來回擺動創造了時間流動的假象，當我們將這種假象誤認為真實時，問題便隨之而來。專注於當下的心智會處於靜止狀態，打破時間流動的假象，也消除了痛苦的根源。

平和／平靜（Peace）：請參見「安樂感」。

安樂感（Eufeeling）：「欣快的感受」（Euphoric feelings，Eufeeling = Euphoric + feelings）是純粹且無條件的感受，這是心智覺察其自性時的自然狀態。起初，安樂感似乎有層次之分，但實際上每一種安樂感只是自性在心智中的不同風貌。這種表面上的層次性始於「靜」，逐漸演化為平和、喜悅、極樂、狂喜……最終完全沉浸於無法言喻的境界。

安樂感能產生感受，但感受無法產生安樂感（安樂感與「自性」同義）。

臣服（Surrender）：臣服是放下希望，不再冀望事情在未來會變得更好。這並非「放棄」，而是朝向你的自性打開覺察力，靜候從無限可能中湧現的選擇。臣服即是承認「自性即是所有問題的答案」。

自我（Ego）：當心智遺忘其自性時，自我便產生了。自我是未覺察的心智的控制者，它源於恐懼，而恐懼既是它的阻礙，也是它的燃料。自我渴望變得完整並與自性融合，但又害怕被自性同化。自我試圖消滅它無法控制的事物，因為它相信，只有控制一切，它才能變得完整。自我是痛苦的根源。時間、恐懼與自我在本質上是一體的。自我是一種假象，自性覺察透過將自我擴展至無限，而非透過摧毀自我，來消除其對心智的破壞性影響。

自性（Self）：自性是沒有邊界且超越時間的，它在「靜」中保持覺察。在觀察某物時，自性便顯現於純粹覺察的一片寂靜之中，當它意識到自身的存在時，便意識到純粹之愛，而當意識覺察到自性時，會呈現出內在平靜的狀態。

自性是你不變的那一部分，它在你的童年、青春期及成年期都一直存在，而且它只觀察，從不干涉，也不受影響，卻支持著你的一切。起初，它是你生命中無聲的見證者，最終，自性領會到除了自性本身之外，並沒有什麼可觀察的，便會回歸到純粹覺察的汪洋中。

自性覺察（Self-Awareness）：覺察到生命的無限和永恆，正是心智、身體與環境的本源。最簡單的方式，是把自性覺察視為想法之間的空隙。

當自性完全融入於純粹覺察時，便實現了對自性的完全領悟。此時，不再能觀察到一個單獨的自性，因為一切事物在純粹覺察中都是平等的。自性便是神（無形的創造者）的同義詞。

我（I）：請參見「自性」。

我是（I Am）：請參見「自性」。

見證者（Witness）：亦稱為「觀察者」（observer）。見證者是一扇門，普通意識必須穿越這扇門，才能找到純粹覺察。見證者即是自性（Self）。在初步階段，見證者與物體和活動是明顯分離的。在更高層次的見證中，見證者開始在物體和活動中認識到自性的「靜」的本質。最終，見證者失去其個體性，融入於純粹覺察之中。

直覺（Intuition）：直覺是一個人的自性在現象世界中的表現形式，即「自性覺察」。直覺與「智慧」（Wisdom）同義。

恐懼（Fear）：當心智與自性分離時，便創造出恐懼的火花。恐懼是所有感受的總和，包括快樂與愉悅，它是與自性分離的心智的原始驅動力。恐懼與「自我」及「心理時間」同義。

真知（Knowing）：當「自性」覺察到它自身時，便是「真知」。從「知曉」到「真知」

的轉變就是「自性覺察」。真知溫和地滋養、引導及保護，這就是所謂的「直覺」，即自性在心智中的溫和表現。直覺是無需分析和邏輯的真知，同時又增進並支持這兩者。直覺就是真知無物掌控著一切。

神（God）：對「神」的定義會隨著意識層次的不同而改變。在有意識的覺察中，神具有能量與形態；在自性覺察中，神是創造者；而在體悟到純粹覺察時，神不存在。

純粹之愛（Pure Love）：純粹之愛是透過「自性」的清晰透鏡，所反映出來的純粹覺察；它平等地覺察萬物，沒有對立，沒有主觀立場，也不會引發不和諧。

純粹存在（Pure Being）：純粹存在即是純粹覺察。由於純粹覺察無所不在，因此它不會移動，故為純粹存在。

純粹意識（Pure Consciousness）：對「無思維」——即想法之間的空隙——的覺察。

純粹覺察（Pure Awareness）：最高境界的「真知」；對永恆、不變之物的覺察；對「無物」的覺察。當體悟到純粹覺察時，人將領會到萬物皆假象（參見「不知」）。人在知的同時，也理解一切（過去、現在和未來）都同時存在。人會領會到「動」並不存在，所有被創造的事物，都是純粹覺察的靜止且不存在的假象。

動能（Momentum）：「動能」指的是當「自性覺察」消失時，能自動重新進入「自性覺察」的狀態。

情緒（Emotions）：請參見「感受」。

欲望（Desire）：欲望是一種由自我（ego）驅動的情緒。它是你想要或感覺需要某樣東西，好讓你的某一部分更完整。欲望源於記憶，並伴隨著一系列支持性的想法和情緒，它們會促成用來實現欲望的行動，但這些行動只會產生更多且更強烈的欲望。

無物（Nothing）：「無物」無法被理解。無物並非空虛，也並未與從其中創造出來的事物分離。無物便是自己的創造物，一切皆是無物。無物僅以現象世界的形式顯現，「純粹覺察」即是無物，當一個人體悟到純粹覺察時，他便知曉無物，也即是「不知」（Not-Know）。唯有知曉無物，才能認識「自性」（Self）。

意識（Consciousness，亦作 conscious awareness 或 common awareness）：對相對世界的感知，但缺乏自性覺察。純粹覺察在心智的狹隘範圍內流動，當有意識的覺察轉向內在並覺察到「自性」時，便成為「自性覺察」。

感受（Feelings）：為了簡化，「感受」與「情緒」（Emotions）同義。感受是有條件的，所有感受皆源自原始的恐懼，由恐懼而產生不安，進而產生相應的感受、想法與行動。

感受與「心理時間」有關：對過去的事情感到恐懼時，會產生內疚、報復、自憐、懊悔、悲傷等感受；而對未來的事情感到恐懼時，則會產生緊張、恐懼、擔憂、自豪等感受。

憤怒是恐懼的最初表現形式，同樣會表現在對未來與過去的事情上。快樂、興奮、愉悅，甚至愛，也都是基於恐懼的有條件感受。各種感受都可以產生其他感受，但無法產生安樂感。

極樂（Bliss）：見「安樂感」。

靈性（Spiritual）：去覺察自性的體悟與實踐。

觀察者（Observer）：請參見「見證者」。